DIETA MEDITERRÁNEA, JUVENTUD ETERNA

DR. LORENZO PÉREZ CASTILLO

Dieta
mediterránea,
juventud eterna

Razones científicas
para disfrutar de la alimentación
más saludable

URANO

Argentina – Chile – Colombia – España
Estados Unidos – México – Perú – Uruguay

1.ª edición Julio 2023

Copyright © 2023 by Lorenzo Pérez Castillo
All Rights Reserved
© 2023 *by* Urano World Spain, S.A.U.
Plaza de los Reyes Magos 8, piso 1.º C y D – 28007 Madrid
www.edicionesurano.com

ISBN: 978-84-18714-08-5
E-ISBN: 978-84-19497-13-0
Despósito legal: B-9.693-2023

Fotocomposición: Ediciones Urano, S.A.U.

Impreso por: Rodesa, S.A. – Polígono Industrial San Miguel
Parcelas E7-E8 – 31132 Villatuerta (Navarra)

Impreso en España – *Printed in Spain*

Índice

Introducción 9

1. Telómeros: Un paso hacia el futuro 17

2. La dieta mediterránea. 31

3. Bulos, mentiras y dietas 47

4. Consejos para adelgazar 89

5. Las opciones vegetarianas. 113

6. Comer para sanar 127

7. Gestación y lactancia 179

8. Tablas calóricas y de composición de los alimentos . . 187

A modo de epílogo 207

Referencias 211

Bibliografía complementaria 219

Introducción

La utopía del siglo XXI no es la conquista de las profundidades atávicas del mar o de la tierra, como predijo Julio Verne, ni el espacio-tiempo de Kubrick. Va mucho más allá de lo que nadie podía predecir: sentar las bases de la inmortalidad, conseguir la eterna juventud y una longevidad que necesariamente dará lugar a cambios sociales y económicos.

Todas las células de nuestro cuerpo tienen un núcleo que alberga cromosomas, que son iguales en todas las células de un mismo individuo y forman cadenas helicoidales de ADN (ácido desoxirribonucleico), que contiene toda la información genética de ese ser vivo.

Estas cadenas de ADN están formadas por series de aminoácidos. La serie final de cada cromosoma se denomina telómero, y de su longitud y estado depende la cantidad y calidad de la vida de ese individuo.

Los telómeros se desgastan porque una enzima llamada telomerasa, que los limpia y conserva, queda desactivada en el momento de nuestro nacimiento. A partir de ahí empezamos a envejecer. Si la telomerasa estuviese siempre activa, como ocurre en las células cancerígenas, las células serían inmortales.

Parece claro que, si consiguiéramos activar la telomerasa, los telómeros de nuestro ADN no se desgastarían y nunca envejeceríamos ni enfermaríamos.

Hoy en día ya sabemos cómo activar la telomerasa de forma puntual. En estudios con ratones los resultados han sido impresionantes: hace que vivan un 40% más[1] y sin enfermedad, que los ratones del grupo control.

En la actualidad ya se están realizando estudios clínicos en humanos,[2] ya que el aumento de los telómeros podría ser una terapia eficaz contra el cáncer y las enfermedades degenerativas. Pero, por ahora, gracias al metaanálisis publicado en 2019,[3] sabemos a ciencia cierta que el consumo de abundantes cantidades de frutas y verduras de temporada dentro de un contexto de dieta mediterránea aumenta la longitud de los telómeros.

El camino que vamos a emprender juntos hacia el rejuvenecimiento gracias a la magia de la dieta mediterránea conduce hacia las siguientes metas:

- Reducir semanalmente una media de 1,5 kg de peso corporal, hasta alcanzar el peso saludable.
- Mejorar las condiciones generales de salud, gracias a la regularización del peso corporal.
- Detener el proceso de envejecimiento e incluso revertirlo.

---

1. Muñoz-Lorente, Miguel A et al., «AAV9-mediated telomerase activation does not accelerate tumorigenesis in the context of oncogenic K-Ras-induced lung cancer», *PLoS genetics* vol. 14,8 e1007562. 16 Aug. 2018, doi: 10.1371/journal.pgen.1007562

2. https://fgcsic.es/lychnos/es_es/entrevistas/entrevista_maria_ablasco

3. Galiè, Serena et al., «Impact of Nutrition on Telomere Health: Systematic Review of Observational Cohort Studies and Randomized Clinical Trials», *Advances in nutrition* (Bethesda, Md.) vol. 11,3 (2020): 576-601. doi: 10.1093/advances/nmz107

- Mejorar nuestro sistema inmunológico.

Tanto si practicamos deporte como si no, si padecemos alguna patología o estamos sanos, la dieta mediterránea favorece la salud y el rejuvenecimiento.

Frecuentemente me regalan libros sobre dietas milagrosas o me invitan a mesas redondas cuyo objetivo es promocionar algún medicamento mágico. Siempre intento huir de todo lo que no sea ético ni esté científicamente demostrado. Aun así, recientemente me vi obligado a rechazar una invitación a reunirme con el autor de uno de estos libros porque promocionaba una forma de alimentación dañina y cometía numerosos errores médicos. Desde hace veinte años, explico a mis pacientes que tomar fruta como postre no engorda más que hacerlo a cualquier otra hora, y que no hay por qué separar el agua de las comidas. Los bulos mueven modas y las modas casi siempre esconden intereses. En el caso de las dietas, los intereses económicos son enormes.

Una de las primeras cosas que aprenden los estudiantes de medicina es que la ciencia de la nutrición es una de las más avanzadas que tenemos. Prácticamente lo sabemos todo sobre la nutrición. Desde hace más de cincuenta años, cientos de millones de pacientes se benefician de dietas que les ayudan a mejorar su salud renal, combatir la diabetes, reducir el colesterol o luchar contra la celiaquía o el colon irritable, entre otras muchas enfermedades.

Cuando acabé la carrera de medicina, había estudiado alrededor de 2.500 dietas de diversos hospitales (Hospital Universitario de Vall d'Hebron, Hospital de Sant Pau, Hospital Clínico de Barcelona y Clínica Mayo). A partir de ahí elaboré unas cincuenta pautas dietéticas adaptadas a mis pacientes, la mayoría mediterráneos, aunque también procedentes de otras regiones del mundo. También las adapté a diferentes preferencias dietéticas, como el veganismo o el vegetarianismo, y a las necesidades de los deportistas, incluyendo los que practican ejercicios de alta intensidad. A lo largo de mi carrera he conseguido perfilar una dieta mediterránea hipocalórica para todo tipo de personas que llevo prescribiendo desde hace más de treinta años y que, como todos mis pacientes saben, está diseñada para mejorar la salud y prolongar la vida de los telómeros.

La dieta mediterránea es para todo el mundo

Como especialista en medicina estética y también como médico de familia, mi objetivo es conseguir que mis pacientes alcancen la longevidad con buena salud. Nuestro código genético no tiene interruptores que nos obliguen a morir, simplemente se apagan aquellos que nos mantienen jóvenes.

Hace ya cinco años participé como voluntario en un estudio científico para determinar la capacidad rejuvenecedora de una planta utilizada habitualmente en medicina tradicional china. El estudio se llevó a cabo en Barcelona, donde se han realizado numerosas investigaciones sobre telómeros, y no pudo demostrarse que la planta fuese efectiva, ya que hubo disparidad de resultados. Yo quería averiguar de primera mano si existen activadores de telomerasa en humanos, aunque, como supe más tarde, me tocó tomar un placebo, ya que el estudio era doble ciego.[4] El estudio se publicó y la planta que se utilizó fue el *Astragalus membranaceus*, también conocida como *huáng qí*.

Gracias a las numerosas publicaciones y la disponibilidad hospitalaria de estudio y actualización, cualquier médico puede estar al día de todas las novedades científicas. Esto garantiza que, independientemente de la política de un hospital o de un estado, los profesionales estén bien informados y puedan influir en la actualización de protocolos de tratamiento, sobre todo cuando está en riesgo la vida de pacientes, como ocurre con ciertos tipos de cáncer, o denunciar malas praxis, como exige el juramento hipocrático.

Por todo ello, la razón principal de escribir este libro es ofrecer a todos los lectores información sobre el momento científico excepcional que estamos viviendo en la búsqueda de la longevidad, el rejuvenecimiento y la salud. Como se desprende de descubrimientos recientes,[5] los procesos de rejuvenecimiento y longevidad están muy relacionados con el tratamiento del cáncer.

4. Salvador, Laura et al., «A Natural Product Telomerase Activator Lengthens Telomeres in Humans: A Randomized, Double Blind, and Placebo Controlled Study», *Rejuvenation research* vol. 19,6 (2016): 478-484. doi: 10.1089/rej.2015.1793

5. Opresko, Patricia L. y Jerry W Shay, «Telomere-associated aging disorders», *Ageing research reviews* vol. 33 (2017): 52-66. doi: 10.1016/j.arr.2016.05.009

Escribir un libro

Hace veinte años, además de dirigir mi consulta de medicina estética, que era ya bastante conocida, trabajaba en un centro de atención primaria como médico de familia. Las enfermeras que se encargaban de los controles de peso y dieta de los pacientes me conocían porque solían venir a mi consulta para tratar problemas de celulitis y con frecuencia me preguntaban sobre casos complicados. Aquel año nos habían advertido de que tendríamos un agosto muy caluroso, lo cual podía incrementar los casos de deshidratación en niños y ancianos. Poco antes de irme de vacaciones, les dije a las enfermeras: «A los ancianos que no beben nada durante todo el día, y menos agua, les podéis decir que tomen un dedo de vino tinto y gaseosa para comer y cenar. Así, junto con la leche del desayuno, garantizamos un litro de líquidos al día y una hidratación mínima».

Era políticamente incorrecto, pero la gaseosa no lleva azúcar y el vino tinto es el único que pueden tomar los diabéticos. Tiene un ligero efecto vasodilatador, con lo cual no solo proporciona cierta hidratación, sino que está permitido para hipertensos y diabéticos. Y podía ayudar con aquella ola de calor. A las enfermeras les pareció perfecto, pero no había pasado todavía una hora cuando el coordinador llamó a la puerta de mi consulta (un médico muy competente tanto científica como humanamente). Nada más abrir le dije: «Ya sé por qué vienes». Él me contestó: «Doctor, sé que posiblemente tu recomendación sea correcta, porque tú sabes más de dietética que yo, pero no podemos decirles eso a los abuelos. ¡No es políticamente correcto!»

Aquel verano murieron en Cataluña ocho personas por deshidratación y algunas más por golpes de calor. Pero ninguna de nuestro centro de atención primaria.

Los médicos necesitamos liberarnos de estereotipos y creencias. La objetividad es fundamental. ¿Qué diría aquel coordinador si le dijera que, como dicen muchos científicos,[6] estamos cerca de vivir 250 años? Seguramente no me escucharía, y si guardara cierta ortodoxia religiosa me denunciaría a la Santa Inquisición.

La objetividad es muy importante en un campo tan sensible como la dietética y la nutrición.

Recientemente se publicó una noticia[7] sobre un gran avance en la prevención de la mayoría de los tipos de cáncer. Acaba de presentarse una analítica que detecta la predisposición de una persona a padecer algún tipo de cáncer en los próximos 10 o 20 años. También se han desarrollado pruebas capaces de detectar el momento en que el cáncer aparece, y así poder tomar medidas preventivas. En la actualidad solo contamos con un arma para revertir tan temida fatalidad: la dieta mediterránea, que ayuda a alargar los telómeros.

---

6. Dos ejemplos: El libro *Reversing Human Aging* del neurólogo Michael Fossel (William Morrow, Nueva York, 1996). David Sinclair, genetista doctorado por la Universidad de Nueva Gales del Sur, en Australia, y posdoctorado en el Instituto Tecnológico de Massachusetts, en Estados Unidos, está a cargo de un laboratorio en la Universidad de Harvard donde se investiga por qué envejecemos. Y muchos otros.

7. https://www.redaccionmedica.com/secciones/oncologia-medica/el-analisis-de-sangre-detecta-50-tipos-de-cancer-antes-de-mostrar-sintomas-1722

A lo largo de este libro vamos a explorar juntos la excelencia de la dieta mediterránea y su capacidad de alargar nuestros telómeros y acercarnos a la longevidad sin enfermedad, la precursora de la inmortalidad.

1

Telómeros: Un paso hacia el futuro

telómero

1. *nombre masculino*
    BIOLOGÍA

(Del griego τέλος [telos], «final», y μέρος [meros], «parte») Extremo de los brazos de un cromosoma, que evita que se adhiera a otros cromosomas.

Toda la información de cómo somos, cómo envejecemos y como serán nuestros hijos está contenida en una serie de aminoácidos que constituyen cadenas de información.

Esas cadenas helicoidales son el ADN (ácido desoxirribonucleico) y se alojan en los cromosomas que están en el núcleo de todas nuestras células.

La información de esas cadenas de ADN se va deteriorando con el tiempo, y hay una zona, que está al final de esas cadenas, responsable de la calidad de vida y la longevidad de todos los seres vivos. Esos extremos, que podríamos comparar con las plumas del final de una flecha, se llaman telómeros.

Para que esa información, tan importante, no se deteriore, existe una enzima que limpia y restaura continuamente los extremos de los cromosomas. Se llama telomerasa.

Con el tiempo, las células envejecen porque hay una «cuidadora» de los sistemas que mantienen la juventud de nuestro cuerpo que deja de actuar: la telomerasa. En las células cancerígenas la telomerasa nunca deja de actuar, por eso las células del cáncer son inmortales.

Existen métodos científicos para activar puntualmente la telomerasa con el fin de que los telómeros mantengan la juventud del organismo. Cuando nace un ser vivo, la telomerasa de sus células deja de actuar, y los telómeros empiezan a deteriorarse y envejecer. En las células cancerígenas, en cambio, la telomerasa no se desactiva a pesar de las múltiples divisiones celulares que hacen crecer los tumores; por eso las células neoplásicas o cancerosas no envejecen. ¡Son inmortales! ¿Qué pasaría si consiguiéramos que la telomerasa no dejase de actuar? La respuesta es fácil: no envejeceríamos. En palabras de María Blasco, doctora en Bioquímica y Biología Molecular: «La telomerasa inmortaliza la mayor parte de los tipos celulares humanos en cultivo. En el contexto del organismo, en ratón, hemos visto que aumentar la telomerasa hace que los ratones vivan un 40 % más de lo normal. […] La activación de la telomerasa nos permitiría rejuvenecer los telómeros y así aumentar la capacidad proliferativa de los tejidos y por lo tanto retrasar el envejecimiento de estos».[8]

---

8. Entrevista publicada en *Lychnos*, n.º 2 (septiembre de 2010): https://fgcsic.es/lychnos/es_es/entrevistas/entrevista_maria_ablasco

Se ha avanzado mucho en el estudio de los genes y el cáncer. A nivel científico, este es un resumen de dónde nos encontramos:

1. Se han desarrollado fármacos activadores de la telomerasa reparadora y se ha demostrado que puntualmente pueden detener el envejecimiento.

2. Algunos de estos medicamentos han sido aprobados y comercializados, y se utilizan en tratamientos contra el cáncer y enfermedades relacionadas con el envejecimiento prematuro.

3. La longitud de los telómeros y su vigor se puede medir fácilmente y, por tanto, podemos saber qué contribuye a alargar o acortar los telómeros y relacionar su longitud con acciones externas.

4. Se ha demostrado que la ingesta frecuente de frutas y verduras de temporada en un contexto de dieta mediterránea aumenta la longitud de los telómeros. Por tanto, mejora la calidad de vida y aumenta la longevidad. Es decir: la dieta mediterránea nos ayuda a vivir más y mejor.

5. El salto hacia la longevidad ya se ha demostrado en ratones. Solo es cuestión de tiempo que pueda practicarse en humanos con los fármacos adecuados. No tengo ninguna duda de que esta generación aumentará mucho su cantidad y calidad de vida (más años y más sanos). Este camino solo pueden detenerlo las posibles trabas ideológicas o religiosas, aunque también algunas elucubraciones éticas «de andar por casa» que califican a la ciencia de visionaria o regida por intereses económicos. A

lo largo de la historia, todas las revoluciones científicas han suscitado críticas, ataques e incluso la muerte de sus defensores: la teoría heliocéntrica, la teoría de la evolución, las primeras autopsias a cadáveres y hasta la primera clonación animal.

Una aproximación científica a los telómeros

Como hemos dicho, cuando hablamos de los telómeros nos referimos a la parte final de los cromosomas. En realidad, estamos hablando de la estructura que marca la esperanza de vida y la calidad de vida sin enfermedades. Interactuar con los telómeros nos puede llevar no solo a la longevidad sino a la inmortalidad.

Y no estamos hablando de ciencia ficción sino de avances científicos. Vamos a seguir los pasos que ya se han dado y lo cerca que nos encontramos de una terapia que aumenta y repara los telómeros, tanto en animales de experimentación como en humanos.

Hermann Joseph Müller, que obtuvo el Nobel en 1946, y Barbara McClintock, galardonada con el premio en 1983, fueron los primeros en descubrir que los telómeros, situados al final de los cromosomas, evitan que se unan los extremos cromosómicos a fin de que no se produzca un daño celular grave.

En 1997, el equipo del doctor Wilmut en Edimburgo consiguió la clonación de la oveja Dolly, después de 277 intentos, aunque hubo que sacrificarla a los 7 años (las ovejas suelen vivir alrededor de 10 años) debido a una enfermedad pulmonar progresiva. Los telómeros eran más cortos que los de la madre.

La ciencia encontró muchas evidencias sobre la longitud de los telómeros y su relación con el envejecimiento y el cáncer. Era una vía ilusionante de investigación tanto para el tratamiento del cáncer como para tratar enfermedades que parecían directamente relacionadas con la longitud telomérica.

En 2009, el Premio Nobel de Medicina universalizó estos grandes avances concediendo el galardón a Elizabeth H. Blackburn, Carol W. Greider y Jack W. Szostak por el descubrimiento de la telomerasa y sus implicaciones en el cáncer y el envejecimiento. Se había demostrado que la secuencia única de ADN de los telómeros evita la degradación de los cromosomas y previene el envejecimiento, y que tal cosa es posible gracias a que la enzima telomerasa puede evitar la pérdida telomérica.

También es posible que una menor longitud de los telómeros predisponga a padecer enfermedades y a una menor esperanza de vida.

Desde entonces se ha investigado en todos los países y hoy día se conoce mucho sobre los telómeros y estos ya se pueden medir, lo cual permite experimentar y averiguar con gran exactitud cómo influyen agentes externos o condicionantes experimentales en la influencia en la longitud telomérica (TL, *telomere length*, en inglés).

Para realizar la medición existen muchos métodos muy precisos y algunos con un coste alto, pero hoy día cualquier persona puede solicitar un análisis de telómeros en muchos laboratorios por un precio de unos 500 € aproximadamente en el momento de redactar estas líneas. El aumento de la longitud telomérica se debe acompañar con una mejoría del patrón inmunológico.

El telómero presenta una secuencia repetitiva de 6 nucleótidos TTAGGG de adenina, timina y guanina que se van perdiendo en cada división celular (aproximadamente 9 pares de bases por año), con lo cual la senescencia o envejecimiento celular va avanzando hacia la apoptosis o muerte celular.

Las células germinales del embrión humano tienen actividad de la telomerasa y, a pesar de sus múltiples divisiones, mantienen su longitud telomérica hasta el momento del nacimiento. Al nacer, se apaga la expresión de la telomerasa en todas las células corporales menos en las células madre pluripotenciales, como las hematopoyéticas (formación de leucocitos, hematíes y plaquetas en la medula ósea), en los gametos (óvulos y espermatozoides) y en las células tumorales. Estas células siguen teniendo actividad de la telomerasa y su expresión hace que sean virtualmente inmortales, pero el resto de las células del cuerpo mantienen bloqueada la expresión de la telomerasa y van envejeciendo.

La telomerasa regenera las series de nucleótidos dañadas en los telómeros y al regenerarlos evita su envejecimiento, por lo que pueden seguir dividiéndose indefinidamente (9*). [9]

Al no tener actividad de la telomerasa, las células de nuestro cuerpo siguen un camino inexorable de envejecimiento. Sin embargo, existen circunstancias que aumentan

___

[9]. Los números entre paréntesis con un asterisco remiten a las fuentes citadas con el mismo número en el apartado Referencias. (*N. del e.*)

la velocidad de destrucción de las secuencias del telómero y, con ello, disminuyen la esperanza de vida y aumentan el riesgo de padecer enfermedades. Ese acortamiento telomérico es más rápido por efecto del tabaco, el alcohol, la dieta desequilibrada, el estrés y la obesidad, aunque también aceleran su acortamiento enfermedades debidas a mutaciones genéticas de telomerasa o de las proteínas del ADN.

En muchas enfermedades existen evidencias de la relación entre el acortamiento telomérico y la enfermedad (2*).

En el cáncer, la telomerasa es una diana terapéutica de primer orden (8*), ya que más de 200 tipos de cáncer presentan actividad de la telomerasa aumentada, y lograr la inexpresión de esta impediría las divisiones de las células y provocaría su muerte celular sin afectar a células sanas sin actividad de la telomerasa. Si suprimimos la enzima que repara los telómeros de estas células tumorales, y permite así que sigan dividiéndose indefinidamente, conseguiríamos su rápido envejecimiento y muerte.

Veamos ahora los avances científicos en beneficio de la longevidad y de una vida sin enfermedades, y lo que se ha avanzado en el camino hacia la inmortalidad.

Experimentación y resultados en mamíferos

Aunque en todo el mundo se trabaja para lograr el alargamiento de la esperanza de vida y, sobre todo, curar el cáncer, vamos a centrarnos en los avances más importantes que se han llevado a cabo por científicos españoles y que han sido corroborados a nivel mundial.

La mayor parte de los trabajos se deben al equipo del Grupo de Telómeros y Telomerasa del Centro Nacional de Investigaciones Oncológicas (CNIO) y el Centre de Biotecnologia Animal i de Teràpia Gènica (CBATEG) de la Universitat Autònoma de Barcelona. En 2008 se pudo comprobar que, modificando el genoma en fase embrionaria, se conseguían animales transgénicos que envejecían más lentamente y vivían un 40 % más que el grupo de control. Realmente era una vía esperanzadora pero no aplicable a seres humanos debido a la modificación genética. Por ello se buscan activadores de la telomerasa que sí se puedan usar en humanos como terapia génica y que en ratones sean terapéuticos. Se curan enfermedades como la fibrosis pulmonar (en tipos de ratones que genéticamente tienen estas enfermedades) y la anemia aplásica o se trabaja en las recuperaciones de tejidos tras un infarto.

Se inicia el uso de vectores de terapia génica y se patentan (2010-2016) para mejorar, en mamíferos, los marcadores de envejecimiento y alargar la esperanza de vida. ¡No estamos en una novela de ciencia ficción, todo es real! (9*).

En 2012, al empezar a utilizar vectores adeno-asociados como terapia génica, se consiguen alargar un 24 % la vida en ratones respecto al grupo de control, y sin cáncer ni otras enfermedades. Con estos vectores se reparan los telómeros durante un tiempo controlado (3*).

Llegados a ese punto, había que averiguar si la activación de la telomerasa facilitaría la formación de cáncer o su progresión más rápida, dada la relación con las células tumorales, que mantienen la actividad de la telomerasa y así se pueden dividir sin envejecer.

Para ello se diseñó un experimento *killer* forzando el cáncer en animales de laboratorio. Se hizo con ratones de una raza especial que presenta de manera natural una mutación genética que inevitablemente produce cáncer de pulmón. A estos ratones se les suministró un activador de la telomerasa y lo que se vio es que incluso mejoraban: sus células pulmonares tenían los telómeros más largos y no padecían el cáncer al que estaban predestinados.

Quedaba demostrado que la terapia génica es eficaz en ratones para curar enfermedades y retrasar el envejecimiento, y que no provoca cáncer ni aumenta el riesgo de padecerlo.

El camino para lograr activar la telomerasa en personas, curar el cáncer y aumentar la longevidad estaba abierto y sin riesgos (3*).

En 2019 se consigue [10] que ratones sin modificación genética, con telómeros hiperlargos, que viven un 13 % más, sin enfermedades ni cáncer, sean delgados al tener menos grasa corporal y sus parámetros metabólicos sean ideales con una mejor tolerancia a la glucosa y la insulina, y el colesterol total y el LDL bajos. Y se logra aumentar la longevidad sin modificación genética alargando el tiempo de cultivo de las células embrionarias pluripotenciales. En resumen, hemos conseguido alargar los telómeros hasta convertirlos en hipertelómeros en animales no modificados genéticamente, por lo cual es algo que se puede aplicar a los seres humanos. Hemos comprobado además

---

10. Muñoz-Lorente, Miguel A et al., «Mice with hyper-long telomeres show less metabolic aging and longer lifespans», *Nature communications* vol. 10,1 4723. 17 Oct. 2019, doi: 10.1038/s41467-019-12664-x

que intervenir sobre la longitud telomérica no aumenta el riesgo de cáncer ni su progresión. Y se han utilizado activadores de la telomerasa que han propiciado más longevidad y ausencia de enfermedades en los animales de estudio que en el grupo de control. Incluso se ha curado el cáncer en animales predestinados al aumentar y regenerar los telómeros.

La experimentación animal y de laboratorio ha conseguido incluso sin modificación genética células orgánicas que, como las tumorales, son inmortales por mantener puntualmente expresada la actividad de la telomerasa incluso después de múltiples divisiones celulares.

Avances y realidad en humanos

Aunque ya se están delimitando protocolos para utilizar activadores de la telomerasa en algunos tipos de cáncer, todavía se encuentran en fase de experimentación avanzada y en breve comenzaremos a ver resultados.

Con las mediciones de los telómeros tan exactas y fáciles, se han ido probando multitud de alimentos, hierbas, medicaciones conocidas, antioxidantes y flavonoides para valorar el aumento de la longitud telomérica como resultado indirecto de la activación de la telomerasa.

Los niños y jóvenes tienen los telómeros más largos que los ancianos, y las mujeres los tienen más largos que los hombres de su edad. Que haya más longevidad y menos cáncer en los países mediterráneos los ha convertido, por su dieta común, en centro de atención de multitud de estudios.

En todo caso, la pretensión de centrar en un alimento concreto la propiedad de aumentar la longitud de los telómeros es legítima, pero no se ha podido demostrar.

También los estudios de comunidades que utilizan dietas hipocalóricas (Okinawa, en Japón) y el aumento de esperanza de vida nos alertan en el mismo sentido, por lo que no es arriesgado concluir que las frutas, las verduras, los frutos secos, el aceite de oliva y el pescado azul, dentro de un contexto de dieta mediterránea y ligeramente hipocalórica, alarga y mejora los telómeros de los seres humanos, aumentando la esperanza de vida y la calidad de la salud (2*, 3*, 4*, 5*, 6*). A la espera de que los activadores de la telomerasa, además de curar muchísimos tipos de cáncer, nos lleven a la longevidad y luego a la inmortalidad consecuente-vital.

Con un arma tan potente, es una alegría ayudar a adelgazar a pacientes al tiempo que mejoras su salud, mediante una dieta mediterránea que de entrada impone restricciones para hacerla hipocalórica, pero que en la fase de mantenimiento incluye el resto de grasas mediterráneas y de cereales que constituyen la única dieta que, además de permitir perder peso, ha aumentado los telómeros y con ello ha mejorado el estado inmunológico relacionado con ellos.

Un paso al futuro

Quedó demostrado en 2019 que el patrón universal que marca la longevidad de todas las especies animales es la «velocidad de acortamiento de los telómeros» (9*).

Ya hay preparados vegetales que se venden como complemento alimentario cuyo propósito es un alargamiento de los telómeros, pero no está demostrado categóricamente su efecto tras estudios en voluntarios. Se está experimentando con activadores potentes de la telomerasa dentro de protocolos oncológicos, el primer paso de su utilización.

Estudiados 1.700.000 pacientes con cáncer, se asocia la adherencia a la dieta mediterránea con una disminución de un 13% de todos los cánceres. Una disminución más importante en el cáncer hepático (42%), el gástrico (27%), el colorrectal (15%) y el de cabeza y cuello (60%) (3*).

Dejando de lado la ciencia, podemos imaginar un marco demoscópico con una gran esperanza de vida. Pero ¿estamos preparados para un giro social que es inminente? Es difícil imaginar un mundo en el que las personas envejecen lentamente o pueden frenar a placer la senescencia; es difícil plantear a nivel social la inmortalidad. Nuestra mente, tal vez por la influencia milenaria de las religiones, no está preparada para dar el paso que inevitablemente propondrá la ciencia. El cambio es importante, ya que la salud y vencer al cáncer es un derecho de la humanidad, de toda la humanidad, y va ligado a la inmortalidad celular. Es momento de que preparemos ese futuro. Con seguridad, ya viven muchos de los que vivirán jóvenes y sanos los años que decidan.

A la espera de noticias respecto a nuevos avances científicos hacia el mantenimiento de la juventud y la inmortalidad, vamos a centrarnos en el único medio práctico del que disponemos por el momento: la dieta mediterránea. La alimentación puede acercarnos a un estado inmunológico óptimo y mejorar la cantidad y calidad de nuestra vida.

Juntos vamos a explorar y conocer cómo adelgazar, mantener el peso adecuado, compatibilizar dieta y deporte y prevenir enfermedades, sin dejar de disfrutar del placer de comer cuidándonos a nosotros mismos y a nuestros seres queridos, y asegurándonos de que a nuestros hijos les damos lo mejor y los preparamos para un futuro longevo.

Cada escalón que ascendemos en la búsqueda científica de la inmortalidad celular supone una mejora en salud y en posibilidades terapéuticas. Divulgar estos avances abre un camino de esperanza y refuerza el apoyo a la investigación como patrimonio de todos.

2

La dieta mediterránea

Por definición, la dieta mediterránea se caracteriza por varios aspectos esenciales que se han mantenido a lo largo de la historia, no solo por sus peculiaridades nutricionales, sino también porque, seguramente, los alimentos que la conforman empezaron a consumirse ya al principio de los tiempos.

Las novedades nutricionales actuales pueden ser de gran calidad, pero difícilmente cuentan con la experiencia histórica de la dieta mediterránea, no solo por la gran cantidad de documentación existente sobre ella, sino, porque, en el momento actual, es cuando más conscientes somos de sus cualidades positivas.

Hasta hace muy poco, las propiedades de la dieta mediterránea se valoraban de forma empírica a partir de dos parámetros: años de vida y número de consumidores. En la actualidad existe un método llamado «hibridación *in situ* con fluorescencia cuantitativa de alto rendimiento (HT-Q-FISH)» mediante el cual se puede valorar la influencia real de la dieta mediterránea en la salud y la longevidad a través del crecimiento telomérico. Esta impresionante evidencia científica es el motivo de este libro.

Hace más de 5.000 años que en los países de la cuenca mediterránea se consume pan elaborado con harina de trigo y agua, aceite de oliva y leche de vaca. Tenemos 5.000 años de experiencia nutricional para saber que estos alimentos son saludables. En cambio, aún no existen estudios fiables sobre los efectos de las bebidas de soja, ni siquiera de la no transgénica.

Para que un estudio nos dé resultados fiables, necesitamos tiempo. Y eso es precisamente lo que nos da la dieta mediterránea: miles de años de experimentación.

Para alcanzar la excelencia de la dieta mediterránea, tendremos que tener en cuenta una serie de especificaciones, como los métodos de cocción y cómo evitar tóxicos cancerígenos, metilmercurio o acrilamidas. Existe mucha confusión acerca de «lo que es bueno y lo que no». Por ejemplo, hay quien piensa que «es mejor no comer pescado, porque lleva mercurio». ¡Y no es así!

Solo algunos pescados contienen una cantidad excesiva de metilmercurio. En este libro hablaremos de ellos.

Lo que define la dieta mediterránea es:

- El pan de trigo, la pasta o el arroz se consumen diariamente.
- El aceite de oliva es la grasa utilizada para aliñar y guisar.
- El consumo diario de alimentos de origen vegetal es abundante: frutas, verduras, legumbres, hongos.
- Frutas y verduras son frescas y de temporada, de manera que su manipulación es la mínima posible y se procesan en su mejor momento.

- La leche de vaca y otros productos lácteos se consumen unas tres veces al día (queso, yogur, nata).
- La carne roja se consume con moderación, no diariamente, muchas veces formando parte de guisos de verduras y carbohidratos (patatas, arroz, pasta), aunque predominan las carnes de aves y el conejo. Las carnes procesadas, como los embutidos y fiambres, se utilizan puntualmente, formando parte de platos con otros ingredientes o para confeccionar bocadillos. Algunos embutidos, sobre todo los ibéricos, como el jamón y el lomo embuchado, contienen menos grasas saturadas debido a que el animal ha sido criado al aire libre y alimentado con bellotas. Por eso mismo, la carne de cerdo ibérico contiene un 40 % de ácido oleico, con lo cual es preferible a otros procesados y a los ahumados, con más grasas saturadas.
- El pescado se consume dos o tres veces por semana, en su mayor parte fresco, aunque en ocasiones en conserva y frecuentemente azul.
- 3-4 huevos por semana, lo cual ayuda a completar los necesarios aportes proteicos. Los huevos tienen una calidad nutricional óptima.
- Todo ello acompañado de costumbres como consumir fruta de postre en comida y cena de forma habitual, y esporádicamente pasteles o dulces.
- Consumo moderado de vino y siempre durante las comidas. Agua durante el resto del día.
- Ejercicio físico diario.

Todo esto constituye la dieta mediterránea.

Hoy día, la alta cocina ha tenido un desarrollo impresionante en todos los países mediterráneos, con aportaciones como las de Ferran Adrià, que combina la ciencia con la cocina dando a mi parecer un vuelco «mágico» a la gastronomía y convirtiendo la artesanía culinaria en un arte.

Aunque muchos de los países de la cuenca mediterránea utilizan habitualmente aceite de oliva o girasol y comen más pescado o frutos secos que otros, se consideran países con dieta mediterránea Chipre, Grecia, Croacia, Marruecos, Italia, España y Portugal (1*). Sin embargo, en las zonas costeras de muchos otros países encontramos también costumbres típicamente mediterráneas. Por ejemplo. en regiones de Chile y Argentina podemos encontrar recursos típicamente mediterráneos y métodos de cocción muy similares.

Es sabido que la dieta mediterránea ayuda a prevenir enfermedades cardiovasculares, el cáncer y las enfermedades degenerativas (20*).

El aporte en salud de la dieta mediterránea se ha demostrado a partir de numerosos estudios, y todos ellos muestran una mejor salud en las personas que siguen estas costumbres dietéticas, sobre todo en lo que se refiere a salud cardiovascular y cáncer. Estos índices se incluyen desde hace muchos años en los libros de medicina y es una evidencia asumida por todo el mundo científico. En palabras de Manuel Ros Pérez, catedrático de Bioquímica y Biología Molecular: «La dieta mediterránea es otro de los ejemplos históricamente asociados al aumento de la longevidad. [...] Restringir el consumo de calorías sin alcanzar la malnutrición no solo prolonga la vida, sino que mejora el estado de salud general» [11].

La dieta mediterránea fue declarada Patrimonio Cultural Inmaterial de la Humanidad por la UNESCO el 16 de noviembre de 2010 en Nairobi a partir de una candidatura presentada desde España. En aquel momento se sentaron las bases de este «régimen de vida» al que hace referencia la palabra griega *diaita*, de donde proviene nuestro término «dieta».

La gran cantidad de regímenes dietéticos que existen en la actualidad forman todo un universo, pero, aunque estén muy de moda y se publiciten como exponentes máximos de salud, sabemos científicamente que ninguno supera la dieta mediterránea. El 60 % de los cánceres gástricos de todo el mundo se dan en Japón, China y Corea del Sur (11*). Por suerte, estos países, sobre todo Japón, llevan a cabo una política de prevención y diagnóstico precoz muy eficaz del cáncer gástrico, y en China del cáncer esofágico, por su elevada incidencia.

En lo que se refiere a las bebidas alcohólicas, hace unos años se realizaron multitud de estudios encaminados a confirmar sus beneficios sobre la salud, siempre con un consumo racional. Y la bebida alcohólica saludable por excelencia es el vino. El vino contiene antioxidantes como el resveratrol, una cantidad equilibrada de taninos y es ligeramente vasodilatador. Por eso se lo considera indispensable en cualquier dieta, y aún más en la mediterránea.

---

11. https://theconversation.com/cuanto-falta-para-dar-con-la-fuente-de-la-eterna-juventud-131512

El vino no solo es útil a nivel cardiovascular, sino que algunos estudios demostraron que el consumo de vino, mayor en Francia, es el factor que ayuda a equiparar la salud de los ciudadanos galos con los que siguen la dieta mediterránea.

Mis amigos neurólogos consideran que el alcohol, sea cual sea su forma, siempre puede dañar el cerebro, por lo cual el mejor consejo es evitarlo. Pero, siendo objetivos, podríamos conceder, tras miles de estudios con miles de sujetos, que una copa de vino al día puede favorecer la salud y aporta más beneficios que daños. Por supuesto, dejando al margen a niños y embarazadas, para los que puede ser nocivo.

El régimen nutricional que propone la dieta mediterránea presenta un control ponderal favorable que deriva en menos casos de obesidad y una disminución del riesgo de padecerla. También se asocia a una longitud telomérica más larga después de cinco años de dieta (4*). Pero lo que nadie imaginaba es que existe, también, una correlación directa entre la longitud telomérica y el consumo de legumbres, café, frutos secos, hortalizas y frutas (4*).

Seguir la dieta mediterránea aumenta la longitud de los telómeros (5*). Y consumir gran cantidad de frutas y verduras dentro de un contexto de dieta mediterránea, también (6*). Por ello, a la espera de que se descubra un medicamento activador de la telomerasa, podemos asegurar que la dieta mediterránea contribuye a la longevidad y nos prepara para vivir largos años con salud, ya que el aumento de la longitud telomérica mejora la cantidad y calidad de vida (7*).

Tanto la no-enfermedad como la longevidad dependen de nuestra «salud telomérica», y la dieta mediterránea nos señala el camino que conduce a esta meta.

La pirámide nutricional de la dieta mediterránea

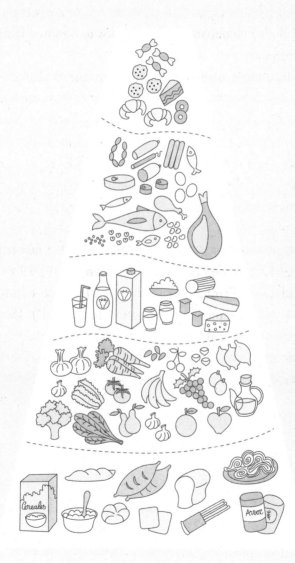

Dr. Llorenç 2020

Diariamente: pescado fresco o en conserva, preferentemente azul, carnes blancas, huevos, legumbres, lácteos preferentemente desnatados, frutas y verduras de temporada, ajo, cebolla, limón, aguacate, frutos secos, aceite de oliva, vinagre, pan, arroz, pasta, patatas, cereales no procesados, cuscús, polenta. Y agua y ejercicio físico.

Ocasionalmente: dulces y pasteles sin grasas animales, pastas, embutidos, carnes rojas, ahumados, carnes procesadas, vino (solo durante las comidas y moderadamente).

Primer nivel: consumo diario

Vamos a valorar y actualizar la tan aceptada y conocida pirámide nutricional de la dieta mediterránea en su parte más baja, la de mayor tamaño y, por tanto, la que supone un consumo mayor. Se encuentra repleta de cereales con alto contenido en hidratos de carbono, que nos aportan energía sin necesidad de recurrir a grasas o azúcares refinados: pan, arroz, pasta, cuscús, polenta... Como todo en nuestra sociedad, conviene recurrir a productos de la mejor calidad, que no siempre son los de mayor precio. El pan diario en barra, compacta y con peso, a poder ser poco tostada, es decir, con menor cantidad de acrilamida (en el capítulo 6, «Comer para sanar», sobre dietas específicas médicas, desarrollo una explicación sobre sustancias cancerígenas y cómo evitarlas). A mi juicio, la patata debe incluirse en este nivel con moderación; es un hidrato de carbono (carbohidrato) de origen vegetal que, tal vez por su consumo excesivo, se ha asociado con la obesidad, pero tiene exactamente las mismas propiedades que otros hidratos de carbono y, como todos, sus cualidades nutricionales dependen de la forma de cocción.

En la base piramidal encontramos alimentos que comemos frescos y de temporada, lo cual redunda en sabor, placer y salud: son las frutas, las verduras y las hortalizas.

Puntualmente, se habla de propiedades casi mágicas de una u otra fruta o verdura, pero no debemos olvidar que no ingerimos tal o cual alimento o nutriente en solitario, sino que hacemos una ingesta compleja y cocinada con diferentes alimentos. Esa relación es la que nos rejuvenece y aumenta la longitud telomérica. Por ejemplo: una verdura cocinada puede perder parte de sus propiedades al hervirla. Sin embargo, si se cocina con patatas y después se aliña con aceite de oliva virgen y vinagre o limón estamos aportando una mezcla de nutrientes saludables que mejoran la calidad nutricional. En este sentido, es importante recordar que no se ha demostrado que tal o cual alimento aumente la calidad y la cantidad de vida en humanos, pero sí en el contexto de combinaciones que ofrece la dieta mediterránea.

Lo importante es el modo de vida, la *diaita*. Y, por supuesto consumir diariamente los alimentos de la base de la pirámide de alimentos diarios. Habéis leído que en dicha base se encuentra el aceite de oliva: esa grasa deliciosa, sobre todo cuando es virgen extra, de primera prensada y, para mi gusto, de la variedad arbequina.

Está compuesto de grasas monoinsaturadas y poliinsaturadas con un mínimo de grasa saturada. En su mayor parte se compone de ácido oleico, aunque también contiene ácido linoleico y ácido palmítico (2*, 3*). La importancia de esta grasa reside en que es la mejor para aliñar y guisar los alimentos en la dieta mediterránea, y evita tener que utilizar mantecas o grasas animales. Al cocinar y aliñar, las grasas vegetales tienen gran importancia, puesto que no aumentan las grasas nocivas para el corazón y el sistema vascular como sí lo hacen las grasas animales. Respecto al resto de grasas vegetales, consideramos mejor el aceite de oliva que otros por su composición, ya que contiene ácido oleico. Los aceites de coco y palma tienen demasiada grasa saturada con los ácidos láurico y palmítico, por lo que no son aconsejables. Los otros aceites, como los de colza y girasol, son saludables, pero no se han demostrado sus propiedades sobre la salud como se ha hecho con el aceite de oliva, ni se han utilizado durante milenios, ni los países de mayor consumo han mejorado la prevención cardiovascular y oncológica, algo que sí ocurre en los países en los que se utiliza diariamente aceite de oliva. Respecto al aceite de soja, que en su mayoría proviene de soja modificada genéticamente o transgénica, aunque su consumo no presenta peligro, no me atrevo a calificarlo de saludable. Hemos de tener en cuenta que el aceite se consume cada día y durante toda la vida.

En dietas de salud, belleza o para mantener el peso saludable, siempre aconsejo aceite de oliva y alimentos fritos con él en lugar de frituras en manteca, mantequilla o margarina, no solo por su efecto sobre el colesterol, sino también porque se trata de una grasa no saturada. Las grasas parcialmente hidrolizadas, como las que se obtienen de la fabricación de la margarina, tienen un efecto nocivo: se acumulan en el organismo y no se eliminan tan rápido como el aceite.

Dentro del grupo de los dulces y pasteles también existen preferencias. Cuando mis pacientes han bajado de peso a consecuencia sobre todo de haber reducido la ingesta de grasa, les aconsejo que, en vez de comer pastas o pasteles elaborados con grasa animal, coman preferiblemente pasteles elaborados con aceite de oliva o girasol (churros, tortas de aceite, pestiños, buñuelos u otros, típicos de los pueblos mediterráneos).

En menor medida, pero con propiedades antioxidantes y otras relacionadas con su procedencia, el vinagre también es un aliño saludable de la dieta mediterránea. El vinagre de vino, de Módena, de Jerez o de manzana aporta ácido cítrico y ácido acético, saludables a nivel digestivo, sobre todo para el colon, siempre y cuando no existan enfermedades que produzcan acidez gástrica como gastritis, reflujo o hernia de hiato.

Segundo nivel: consumo diario

Aquí encontramos destacados gigantes nutricionales: frutos secos, semillas, ajo, cebolla, especias, hierbas y aceitunas. Es un principio científico reconocido hoy en día en todo el mundo que los frutos secos son, como el pescado azul, una fuente importante de ácidos grasos omega 3, calcio y otros nutrientes que favorecen la salud. Como siempre, existen multitud de estudios que pretenden demostrar que las nueces o las avellanas protegen de los infartos: no es así, no existen los alimentos mágicos. Algunos de esos estudios no se finalizan para no poner en riesgo la salud de los voluntarios. Lo que sí es cierto es que una dieta con ingredientes mediterráneos (pescado azul, aceite de oliva y frutos secos) previene del riesgo de un segundo infarto, por lo que se debería prescribir a pacientes con riesgo cardiovascular.

Tercer nivel: consumo diario

Las necesidades diarias de calcio, reforzadas por los hidratos de carbono y una cantidad adecuada de proteína de buena calidad, quedan cubiertas de manera idónea por los lácteos.

Seguramente se trata de uno de los grupos de alimentos más variados y placenteros de todas las cocinas. Son los derivados de las leches de vaca, de cabra, de oveja y también de búfala o camella. Necesitamos diariamente un aporte de calcio de 750 mg. Los lácteos, fácilmente absorbibles, suelen incluirse en las dietas únicamente por su aporte de calcio. Décadas atrás, cuando la proteína animal resultaba escasa y cara, la leche y los huevos fueron los alimentos que ayudaron a crecer a millones de niños, aumentando su masa muscular y rodeando a todas las células del cuerpo de esa membrana de lipoproteína que estabiliza y defiende nuestras células de agresiones externas. En épocas de posguerra, la leche constituía un alimento esencial. Por desgracia, hoy en día, sigue habiendo países con grandes dificultades económicas a los que se envían lácteos, pero no solo por su aporte en calcio, sino como fuente de hidratos y proteínas.

En la actualidad, la leche de vaca, el yogur, el queso y otros muchos derivados lácteos nos ayudan a conservar la densidad ósea. Preferentemente desnatados, es esencial consumir tres raciones diarias.

Cuarto nivel: consumo semanal

En este grupo encontramos huevos, legumbres, pescado fresco (preferentemente azul), marisco, aves y conejo.

Las legumbres son también una fuente de energía libre de grasas que nos aporta hidratos de carbono y proteínas. Estos alimentos son fundamentales en dietas veganas por su contenido proteico, ya que otros alimentos vegetales solo las contienen en cantidades mínimas y se precisarían ingestas muy grandes para mantener la masa muscular, con el consiguiente aumento calórico.

En menor medida, podemos consumir carne de cerdo, carnes rojas y alimentos cárnicos procesados, como los embutidos. También, esporádicamente, podemos comer dulces, chocolates y pasteles.

Influidos por modas dietéticas o por el deseo de estar muy delgadas, muchas personas suelen olvidar que comer también es uno de los mayores placeres de la vida. Un placer que necesitamos para restablecer nuestros niveles de serotonina, para poder disfrutar de los más de veinte mil olores que distingue nuestro sistema olfativo y que se mezclan con los sabores que distinguimos, todo ello acompañado de las texturas que percibimos con el sentido del gusto, después de admirar con los ojos la presentación del plato. Comer es una de las mayores experiencias sensoriales que podemos disfrutar. Sentir placer también es básico para nuestra salud, y en cierta medida también influye en la longitud nuestros telómeros y en su mantenimiento.

El pescado azul

El pescado azul es uno de los pilares de la dieta mediterránea, porque nos aporta grasas saludables. Pescado azul es el que tiene un 5 % o más de grasa: por ejemplo, el salmón, el boquerón o la sardina. Los que contienen un porcentaje menor se consideran pescado blanco: la merluza, el lenguado o el rape. Hay algunos pescados que no llegan a un 5 % de grasa, pero pueden alcanzarlo en algún momento de su vida. Estos se consideran semigrasos, y entre ellos encontramos el besugo, la lubina, la dorada, la anguila, el salmonete y la trucha.

Consumir pescado azul con frecuencia es importante, ya que la grasa que contiene es insaturada y rica en ácidos grasos esenciales, como el omega 3, el ALA (alfa-linoleico), el EPA (eicosapentaenoico) y el DHA (docosahexaenoico), importantes componentes de las membranas que rodean las células y que el organismo es incapaz de producir por sí mismo. Solo se obtienen de fuentes exógenas.

Son pescados azules la sardina (*Sardina pilchardus*), la anchoa o boquerón (*Engraulis encrasicolus*), la caballa o verdel (*Scomber scombrus*), la melva (*Auxis thazard thazard*), el salmón común o salmón del Atlántico (*Salmo salar*), la aguja (*Belone belone*), la palometa o japuta (*Brama brama*) y el chicharro o jurel (*Trachurus trachurus*).

Podemos considerar pescados semigrasos la anguila (*Anguilla anguilla*), la angula (alevín de la anguila), la lamprea (*Hyperoartia*), el besugo (*Pagellus bogaraveo*), la lubina o róbalo (*Dicentrarchus labrax*), la dorada o zapatilla (*Sparus aurata*), el salmonete (*Mullus surmuletus*) y la trucha (*Salmo trutta*).

Hay otros pescados azules cuya ingesta no recomiendo debido a su alto contenido de metilmercurio: atún, pez espada, emperador, cazón y tiburón. Consumidos frescos o enlatados, son los principales responsables de que italianos y españoles sean los ciudadanos del mundo con un mayor nivel de metilmercurio acumulado en el organismo. Más adelante expondré con mayor detalle la información sobre tóxicos y posibles sustancias cancerígenas.

Quinto nivel: consumo semanal

La carne roja contiene sustancias nocivas para la salud cuando se consume más de dos veces por semana. Las salchichas tipo fránkfurt, los fiambres y los embutidos no deben consumirse más de una vez por semana. Los alimentos ahumados y las carnes cocinadas sobre brasas o barbacoas contienen un mayor porcentaje de sustancias tóxicas, por lo que no conviene consumirlos de forma habitual.

Es importante limitar el consumo de embutidos para bocadillos y utilizar las carnes rojas y elaboradas como ingrediente adicional en platos guisados con otros componentes como verduras, setas, patatas, especias y cereales (paellas, potajes, cocidos...).

Por otra parte, conviene tener también presente que una de las formas de combatir el calentamiento global del planeta sería consumir preferentemente carne de cerdo y no de ternera, aunque el cerdo contiene más calorías.

Todos estos puntos básicos que hemos indicado definen el modo de vida de la dieta mediterránea, la *diaita*.

Si bien todos los componentes alimentarios mediterráneos aportan un valor intrínseco por su capacidad para prevenir enfermedades cardiovasculares y cáncer, no cabe duda de cuáles son los alimentos consumidos a diario por la inmensa mayoría de los habitantes de los países mediterráneos desde hace más de 5.000 años: el pan de trigo, el aceite de oliva y la leche de vaca. Los tres son fundamentales.

3

Bulos, mentiras y dietas

Podríamos decir que una de las características culturales más importantes de nuestra época es la rapidez y sencillez del acceso a la información.

Indudablemente, esto también incidirá en el cambio de la medicina tal como la conocemos. Sin embargo, no quiero creer que el *big data* y las *apps* médicas sustituyan nunca al médico. Este es uno de los principales bulos sobre la ciencia médica y su arte. Es cierto que ya no hay prácticamente nada que no puedan hacer las computadoras y los robots. Es posible que hasta el arte sea susceptible de ser dominado por las máquinas. Ya existen grandes éxitos musicales que se han creado exclusivamente por ordenador.

Cuando un paciente acude a la consulta de un médico, suele estar informado sobre todo lo que hace referencia a su dolencia, que ha podido leer en muchas páginas de internet. Hace unos años, la información que podía encontrar un paciente era escasa y poco fiable. Hoy en día, pacientes de entre 16 y 60 años estudian a fondo sus padecimientos antes incluso de acudir al médico.

¿Qué necesita el paciente cuando acude a la consulta del médico? Es posible que para responder a esta pregunta tengamos que recurrir a la filosofía, la psicología y la sociología, ya que, más allá de la necesidad de una receta o de que se aporten datos a su historia clínica, es muy difícil dilucidar si el médico seguirá siendo necesario o si podrá ser sustituido por un robot.

Los robots quirúrgicos han supuesto un gran avance en la cirugía, con resultados excelentes. En la actualidad las operaciones son más rápidas, pero siempre es necesario un cirujano que maneje estos equipos. Los robots permiten un mejor acceso a zonas complicadas, alterando mucho menos los tejidos gracias al radio y el ángulo de los terminales quirúrgicos. El cirujano opera a metros de distancia, y el robot trabaja junto a otro cirujano, una enfermera de quirófano, un auxiliar y un anestesista. Todas estas personas, incluido el robot, ayudan, pero no sustituyen al médico. Hace ya años que todos los médicos residentes de cirugía se especializan en robótica quirúrgica. España es el país en el que se realizan más trasplantes del mundo, por lo que muchas de las novedades quirúrgicas llevan años utilizándose aquí.

Hace años que se imparten cursos de inteligencia artificial para médicos que incluyen disciplinas como robótica, *big data*, algoritmos de aprendizaje, minería de datos y ética en la protección de datos. A pesar del hecho de que la ingeniería robótica quirúrgica y las aplicaciones de inteligencia artificial estén muy avanzadas, de momento no sustituyen a los médicos, sino que les sirven de apoyo. Los supercomputadores también pueden ayudar a establecer un diagnóstico diferencial y sugerir tratamientos entre los que el médico puede elegir. El médico es, pues, responsable del resultado.

No se puede obtener un diagnóstico por internet. No solo por la falta de información científica de muchas webs, sino también, y esto es lo más perturbador, por la contaminación de muchas páginas *fake,* sobre todo dedicadas a temas médicos y habitualmente creadas con fines económicos, que inundan la red y nos obligan a discriminar entre la verdad y la mentira, lo cual dificulta aún más nuestra búsqueda de información.

En el caso de la medicina estética, un negocio muy rentable, cuyo objetivo es ayudar a adelgazar, embellecer y rejuvenecer el cuerpo, nos encontramos con multitud de dietas milagrosas, alimentos mágicos y hierbas milenarias. Dietas y pautas alimentarias que, para ser rentables, se olvidan de la salud y optan por sistemas de venta piramidal y campañas publicitarias engañosas que, en muchos casos, son avaladas por pseudoprofesionales de la salud.

Muchos profesionales que nos dedicamos a la medicina estética y el rejuvenecimiento hemos tenido que vencer cierta desconfianza de los pacientes que no existe en otras especialidades médicas, y que solo ha disminuido con los años y el buen hacer en nuestras consultas. El mantenimiento de los valores éticos a los que te obliga el juramento hipocrático ha conseguido que la confianza del paciente se restablezca. Entre colegas comentamos que «la confianza cura».

En especialidades como la medicina estética y dietética se observa que abundan los profesionales sin preparación y con teorías que pueden ser curiosas pero en ningún caso científicas, que despiertan gran interés y cuyos tratamientos no son precisamente muy efectivos. En la mayoría de países, realizar este tipo de terapias, sin preparación ni titulación, solo acarrea pequeñas multas por intrusismo. En países más estrictos se considera un delito penal.

Todo esto, junto con la prensa amarilla y sensacionalista, ha fomentado la aparición de numerosas dietas *fake* y teorías oportunistas que complican el ejercicio de nuestra profesión y aumentan la desconfianza en muchos de nuestros pacientes. Afortunadamente, un título oficial de medicina o dietética ayuda a proteger nuestra credibilidad. Siempre deberíamos exigir y comprobar la profesionalidad de nuestro terapeuta. Los colegios médicos oficiales disponen de todos los datos de los colegiados y podemos acudir a ellos para solicitar referencias.

La relación con mis pacientes me ha llevado a comprobar la veracidad de muchas opiniones, hipótesis, creencias y datos. En muchos casos eran falsos, consciente o inconscientemente propagados y, en gran número, políticamente correctos pero totalmente falsos. En medicina estética, nuestra misión es perseguir la eterna juventud y la salud duradera. Seguramente estas razones y otras relacionadas con la complejidad lingüística de los estudios médicos hacen que una parte importante de nuestra actividad diaria pase por intentar desmentir, de forma pedagógica, una gran cantidad de bulos sobre pautas dietéticas perjudiciales para la salud de nuestros pacientes. A continuación vamos a ver unos cuantos de ellos.

«El deporte adelgaza»

Falso. El deporte es la mejor manera de mantener el peso saludable. Es más difícil bajar de peso si el deporte que se realiza es muy intenso. A los pacientes que hacen deporte de élite o muy intenso, les recomiendo que, cuando terminen la temporada de entrenamiento y, por tanto, reduzcan su gasto calórico, ajusten su dieta.

En realidad, si deseas adelgazar «bien» (perder grasa y mantener al máximo la masa muscular y la masa ósea), debes reducir la cantidad de calorías que ingieres. Esto pone al cuerpo en una situación de estrés que, acompañada de la pérdida de peso, disminuye el rendimiento deportivo. Un ejemplo: «He adelgazado dos kilos esta semana, pero no he marcado ni un punto en todo el partido».

Con frecuencia me preguntan: «Si el deporte intenso ayuda a mantener el peso, ¿por qué los atletas africanos son muy delgados y no tienen ni un gramo de grasa?».

Existen dos tipos de deporte: aeróbico y anaeróbico. El deporte aeróbico trabaja con altos niveles de oxígeno y ayuda a quemar grasas, pero es suave y no quema muchas calorías, ya que la frecuencia cardiaca se mantiene por debajo de 110-120 pulsaciones minuto. El deporte anaeróbico, más intenso y con una frecuencia cardiaca por encima de las 120 pulsaciones por minuto, quema muchas más calorías y, al reducir el aporte de oxígeno, principalmente consume la energía aportada por los carbohidratos.

Supongamos que el atleta africano y yo corremos una distancia de 20 km. En los primeros 50 metros, a mí me faltará el aliento y mi frecuencia cardiaca estará por encima de las 120 pulsaciones por minuto, por lo que mi organismo empezará a consumir carbohidratos, y no grasa. Mi competidor está tan bien entrenado que es capaz de correr los primeros 8 km a 80 pulsaciones por minuto, quemando principalmente grasas a un ritmo muy alto. A partir del km 8, su frecuencia cardíaca será superior a las 120 pulsaciones por minuto, con lo cual deberá tomar zumos ricos en azúcar para evitar cetosis y acidosis. Si descartamos el agua que se ha perdido a través de la respiración, la sudoración y la orina (y que se recupera rápidamente), el atleta no pierde peso, por mucho ejercicio que haga. Lo mantiene, recuperando lo perdido en la primera ingesta (8*).

«Si no eliminas los hidratos de carbono, no adelgazas»

Falso. En la década de 1980 prescribíamos dietas con el único objetivo de quemar grasas, disminuyendo mínimamente la masa muscular y los líquidos durante todo el proceso de adelgazamiento. Estas pautas dietéticas incluían siempre carbohidratos. Desde el año 1983 comenzamos a preparar dietas, con el propósito de adelgazar, perdiendo exclusivamente materia grasa y con una mínima disminución de musculatura y líquidos en todo el peso adelgazado. Desde entonces se empezaron a realizar dietas bajas en carbohidratos de combustión rápida como pan, arroz, pasta, patata o legumbres, que se sustituyeron por otros carbohidratos más lentos y menos calóricos como las frutas, para poder obtener más calorías de lácteos y otras proteínas y conseguir en pocos días algo de cetosis, la cual disminuía el apetito y por tanto facilitaba la reducción de peso.

Estas dietas sin carbohidratos no son adecuadas si se hace deporte intenso, porque no contribuyen a bajar de peso, pero sí a que se quemen reservas y a que todo lo que se come se acumule mientras se consume la glucosa extraída del músculo.

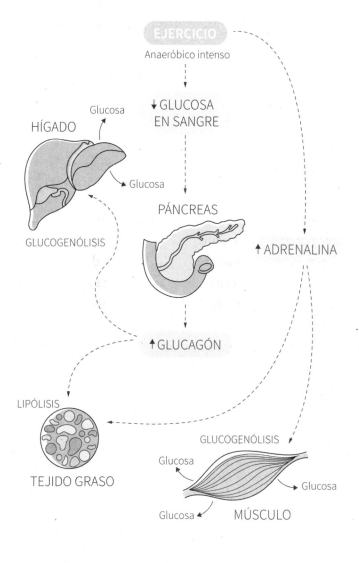

Dr. Llorenç 2020

Cetogenia

El organismo obtiene la energía preferentemente de los hidratos de carbono o de los alimentos con alto contenido en azúcares (pan, arroz, pasta, patatas, dulces, legumbres, bebidas dulces o alcohólicas).

Si reducimos del todo estos azúcares de combustión «rápida» y añadimos frutas y verduras, el cuerpo buscará otra vía que le aporte energía, ya que el azúcar en sangre no es elevado. La vía que utiliza es la de obtener energía quemando grasas acumuladas, y en esta acción las grasas desprenden cuerpos cetónicos que en ocasiones pueden producir sensación de dolor de cabeza, mal aliento y pérdida de apetito.

En realidad, la cetogenia es la constatación de que se están quemando grasas. Las dietas cetogénicas posibilitan el adelgazamiento con disminución de grasas y pueden tener un efecto beneficioso para prevenir el síndrome metabólico y la diabetes de tipo 2. Sin embargo, una reducción radical del consumo de hidratos de carbono puede provocar graves problemas de salud, como está sucediendo con las dietas cetogénicas extremas, ya que las cetonas son un producto que el organismo debe eliminar por su toxicidad.

Glucogenólisis

El cuerpo, salvo cuando existe enfermedad, como por ejemplo la diabetes, tiene mecanismos reguladores para mantener el azúcar en sangre (glucemia) en límites normales.

Cuando, tras una comida copiosa, el azúcar sube, el páncreas lo detecta y secreta insulina, que guarda el exceso de azúcar en los músculos, el hígado y las células grasas.

Cuando se hace ejercicio intenso o tras un susto, un dolor agudo o por estrés, el organismo consume azúcar debido al mayor gasto de energía y aumenta la secreción de adrenalina desde las glándulas suprarrenales, que inmediatamente consume azúcar (glucosa) de las reservas musculares y, en menor medida, de las hepáticas. Este azúcar se consume y, al bajar su nivel en sangre, el páncreas empieza a secretar glucagón, que vuelve a consumir azúcar de las reservas hepáticas y algo de las musculares, lo que permite mantener el ejercicio intenso o el estado de alarma ante el susto o el estrés.

Las glándulas suprarrenales y el páncreas fabrican glucagón, insulina y adrenalina, hormonas que actúan como se ha descrito y que contribuyen a mantener la normalidad.

Comiendo normalmente, se reponen las reservas que se han gastado, lo cual no tiene por qué producir una ganancia de peso corporal. En ocasiones, las preocupaciones o los problemas emocionales pueden empujarnos a buscar consuelo en la comida, algo que sí que puede dar lugar a excesos y ganancia de peso.

Las dietas con carbohidratos permiten bajar de peso. Se ha especulado con la utilización de dietas sin carbohidratos en el deporte, que solo incluyen entre 50 y 100 g de fruta. Pero se necesitarían grandes cantidades de grasas para cambiar la vía metabólica y quemarlas (9*). La realidad es que si el aporte, aunque sea en grasas, es menor que el consumo se adelgaza. El objetivo de la mayoría de las dietas médicas es bajar de peso y mejorar en salud, y eso no se consigue con cualquier dieta.

La dieta puede no incluir carbohidratos aunque se realice una actividad deportiva de ocio, pero si el deporte es algo más intenso es necesario un importante aporte de carbohidratos (por ejemplo, entre 500 y 600 gramos cada 24 horas para recuperar los depósitos de glucógeno que se han consumido en un partido de fútbol). Si no se recuperan, se resentirán la salud y el nivel deportivo.

Hay mucha desinformación en lo que se refiere a la nutrición, y en ocasiones se fomenta la ignorancia y se complica al máximo el modo de adelgazar. Pero, en el fondo, como ya he explicado, si gastas lo que ingresas, tu peso se mantiene (de 1.500 a 1.800 kcal diarias). Si comes más de lo que gastas, engordas (más de 2.500 kcal diarias), y si comes menos que lo que gastas, adelgazas (dietas de 1.000-1.200 kcal diarias), con o sin carbohidratos.

En la dieta mediterránea, una fuente de fibra importante, salvo en caso de que existan intolerancias, son los cereales, que digerimos muy bien y son necesarios en una dieta equilibrada. No introducir carbohidratos en la dieta, como arroz, pasta, patatas o legumbres, resta poder nutricional y no aporta una buena sensación de saciedad. Desde hace veinte años, numerosas revistas de ámbito científico publican artículos hablando sobre carbohidratos buenos y malos, con alto o bajo índice glucémico o que pueden causar enfermedades. Todo ello por una originalidad que a veces acaba perjudicando nuestra nutrición. Lo cual es más bien irresponsable.

«El agua se debe beber fuera de las comidas»

Falso. Ya Hipócrates sabía que disminuir líquidos corporales produce una momentánea disminución de peso. Esto se ha convertido en un dogma: todo paciente que acude a la consulta para perder peso comenta que retiene muchos líquidos. Es normal que al hacer dieta aumente la diuresis (excreción de orina) debido a la reducción de sal y calorías y los métodos de cocción más ligeros, así como la intervención directa de los riñones en la regulación de la presión arterial.

¿Sabes cuál de estas acciones logra disminuir más rápidamente la hipertensión arterial?

a) La medicación antihipertensiva.
b) La medicación tranquilizante.
c) La dieta baja en sal.
d) La dieta baja en calorías.
e) Ninguna respuesta de las anteriores es correcta.

La respuesta correcta es la letra «d», la dieta baja en calorías. Esto es debido a que la dieta hipocalórica aumenta la diuresis. Al reducirse la cantidad de líquidos, sobre todo durante la primera semana, la tensión arterial disminuye. Cuando un paciente lleva semanas haciendo dieta y no logra los objetivos deseados, hay quien utiliza esta fórmula para que no se desmotive: «Reduce el consumo de agua».

Esto no deja de ser una falacia, pero a menudo se ha utilizado en dietética. Reducir el consumo de líquidos, cuando lo aconsejable es beber 1,5 l de agua al día como mínimo, hará que el paciente baje de peso, aunque con deshidratación. Al volver a un consumo normal de líquidos, el peso se recuperará. El cuerpo no acusa síntomas de deshidratación hasta superar un 20% de peso corporal (16 kg de pérdida en una persona de 80 kg de peso). Pero, haga lo que haga, esa persona recuperará el peso más pronto que tarde, a no ser que sufra alguna enfermedad.

¡El 20% del peso corporal! Es una afirmación muy llamativa y un recurso fácil para cualquier pseudodietista. Además, es sencillo disfrazar la pérdida de líquidos reduciendo la ingesta o utilizando fitoterapia y fórmulas de parafarmacia que producen pérdida de líquidos por orina o por heces con sustancias diuréticas y laxantes que suelen ser suaves. En casos extremos se utilizan diuréticos fuertes, que pueden provocar problemas cardiacos.

El cuerpo necesita líquidos para respirar, regular la presión arterial, sudar y mantener la diuresis. Son indispensables para nuestros riñones. Esos líquidos eliminados artificialmente se recuperan en poco tiempo, menos del que ha costado eliminarlos. Este es el efecto de las conocidas como «dietas globo», que pueden causar graves perjuicios para la salud y sustanciosos beneficios económicos a pseudodietistas y laboratorios.

Recuerdo a una paciente que acudió a la consulta de un médico que le dijo: «Tienes que bajar 20 kg, y lo vas a hacer comiendo de todo pero sin beber alcohol. Ve a esta farmacia que te digo. Allí te darán este preparado que te pauto y tienes que tomar dos pastillas cada mañana». A los dos meses había bajado 20 kg e ingresó en urgencias, terminando en la unidad de cuidados intensivos por deshidratación grave e insuficiencia renal. Se le dio tratamiento y rehidratación durante una semana y cuando salió del hospital había recuperado los 20 kg perdidos. «Todo lo que perdí era agua», me dijo. Las pastillas que le había prescrito aquel médico contenían anorexígenos (hoy en día prohibidos), tranquilizantes, polvo de páncreas y tiroides y un diurético muy potente. Este tipo de tratamientos obligó a modificar la legislación en algunos países para atajar lo que se consideraba un delito contra la salud.

«La fruta, después de comer o cenar, engorda»

Falso. Esta idea se popularizó por primera vez en la década de 1990 en un libro escrito por un paciente que había bajado de peso. Se había dado cuenta de que, cuando alcanzó el peso saludable, podía comer de todo y beber vino sin engordar. Lo cierto es que toda persona que alcanza su peso saludable puede comer y beber sin volver a engordar. El error está en pensar que lo que nos mantiene en nuestro peso es un sistema de alimentación especial y mágico. *Que una fruta engorde más después de la comida que a media tarde es magia, no nutrición.*

En realidad, *no engordas cuando estás delgado*. Cuando un paciente *bon vivant* acude a mi consulta con ganas de bajar de peso y nunca ha hecho dieta, sé que, aunque no sea muy estricto siguiendo la pauta, irá bajando de peso. Pero yo siempre le advierto de que un solo exceso a la semana hará que no baje de peso.

«Cuando tengo problemas o estoy nervioso, engordo»

Falso. El estrés puntual hace que aumenten los niveles de adrenalina, y esta favorece la secreción de insulina por el páncreas, que recoge el azúcar de la sangre y lo almacena, lo que hace que aumente la sensación de hambre. Pero si no comes más de lo que debes no tienes por qué engordar. No es la ansiedad lo que engorda, sino comer más de la cuenta. Se han escrito cientos de páginas de libros basados en la falsa creencia de que «los nervios engordan».

«Cuando tienes mucho sobrepeso es más fácil perder kilos»

Falso. Seguramente por defecto profesional, siempre he tenido preferencia por los pacientes obesos y muy obesos. Rechazados por la sociedad, son personas que están atravesando una fase corporal que puede cambiar a través de la dieta, y que pueden convertirse en personas atléticas si se lo proponen. La sociedad les bombardea con mensajes contradictorios como «es más fácil bajar de peso si eres obeso» o «los gordos son más felices». Yo me rebelo contra estas creencias que únicamente ponen las cosas más difíciles a las personas obesas. Por eso siempre les digo: «¿Cómo va a ser más fácil bajar 40 kilos que 7?». Aunque la primera semana puedan bajar 1,5 o 2 kg más que un paciente más delgado, no es más fácil.

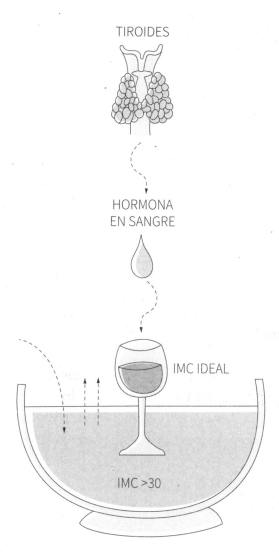

TIROIDES

HORMONA
EN SANGRE

IMC IDEAL

IMC >30

Dr. Llorenç 2020

La glándula tiroides regula el metabolismo si el Índice de Masa Corporal (IMC) es correcto, así como la cantidad de hormona tiroidea secretada. Si la secreción de la hormona decrece (hipotiroidismo) o el IMC aumenta (obesidad), la tendencia siempre es la de ganar peso.

Imagina que tu IMC ideal es la copa del dibujo. Tu metabolismo está regulado por la hormona secretada por la glándula tiroides, que hace que tu peso sea estable. Si tu IMC aumenta, pasando a tener el volumen de la olla del dibujo, esa misma cantidad de hormona tiroidea, que no varía, será insuficiente para regular tu metabolismo, y tu peso se incrementará.

Cuando una persona obesa baja de peso, la proporción hormona tiroidea / IMC se equilibra y en consecuencia el peso se mantiene.

«Como de todo y no engordo»

Solo es cierto si el peso es el adecuado, porque la hormona tiroidea contribuirá a mantenerlo.

Cuando el peso es óptimo, el cuerpo se regula de forma natural. Si consumes más energía, tendrás necesidad de comer más. Y lo mismo en el caso contrario: si consumes poca energía, tendrás a comer menos. Pero nosotros también podemos incidir en nuestro metabolismo haciendo más ejercicio si llevamos varios días comiendo más de lo necesario, aumentando el consumo de energía. Sin embargo, esta estrategia solo es eficaz cuando nuestro peso es el adecuado.

«Con hipotiroidismo no se puede bajar de peso»

Falso. Un famoso deportista pronunció esta frase hace unos años, tal vez con la intención de ocultar los hábitos que habían provocado realmente su obesidad después de abandonar el deporte de élite. El recorrido de la noticia fue enorme y su incidencia, que, como siempre, afecta a los más débiles, preocupó a enfermos de hipotiroidismo de todo el mundo, provocando cierto relajamiento en sus habituales controles alimentarios. Desde entonces, siempre animo a estos enfermos a que, una vez controlada la enfermedad con fármacos, sigan la dieta que recomiendo en este libro. Si sus analíticas muestran actividad tiroidea normal, podrán bajar de peso exactamente igual que cualquier otro paciente.

«Los hidratos de carbono engordan más por la noche»

Falso. Hoy en día, a pesar de la especialización médica que exigen las competiciones deportivas de máximo nivel, existen muchas discusiones respecto a cuándo el consumo de carbohidratos es óptimo para el ejercicio.

En todo caso, las reservas de azúcar en sangre se consumen rápidamente cuando empieza el ejercicio o la actividad y el organismo inicia sus procesos de obtención de energía; entre ellos, consumir carbohidratos almacenados sobre todo en los músculos (glucogenólisis), y da igual si se han depositado en la cena o en el desayuno. En realidad, en lo que empezamos a estar todos los médicos de acuerdo es en que conviene cenar temprano para no ralentizar los procesos de digestión mientras dormimos, porque, entre otras cosas, puede servir para prevenir el cáncer de colon. Además, a fin de evitar problemas de reflujo o las molestias ocasionadas por la hernia de hiato, conviene cenar pronto e irse a dormir unas dos horas después. En los países mediterráneos existe la costumbre de cenar tarde, y se trata de un hábito difícil de cambiar, aunque en los últimos años se ha ido normalizando entre los niños. Mis nietos habitualmente comen alrededor de la una del mediodía y cenan a las siete. A su edad, yo comía a las tres de la tarde y cenaba a las nueve de la noche.

«No sabemos lo que comemos»

Falso. Las consultas de médicos y nutricionistas ofrecen información sobre la calidad de los alimentos y los mejores métodos de cocción. Aunque a veces lo olviden, mis pacientes saben qué pescados contienen más metilmercurio, que los ahumados son algo más nocivos, que la acrilamida aumenta en los carbohidratos excesivamente tostados o que las barbacoas de carnes u otras proteínas aumentan la cantidad de cancerígenos de nuestra ingesta. Y saben también que las bebidas «cero azúcar con cafeína» ayudan a bajar de peso y a no abandonar la dieta (16*), o que las verduras conservadas en vidrio llevan aditivos E300 y E330 como antioxidante y acidulante, los cuales, lejos de ser nocivos, tienen un efecto antioxidante y preventivo del cáncer de colon, ya que son dos ácidos muy sanos: ascórbico (vitamina C) y cítrico. Evidentemente, como suelo bromear con algunos colegas, no podemos decir que estas verduras sean más sanas que las que proceden directamente del huerto. Pero en ningún caso podemos afirmar que no sabemos lo que comemos. Existe amplia información procedente de la Autoridad Europea de Seguridad Alimentaria (EFSA), con sede en Parma, que constituye un verdadero puntal científico para la Organización Mundial de la Salud (OMS) en lo que se refiere a alimentación.

En ocasiones, la información que llega al consumidor puede llevar a pensar que todo está corrompido y desnaturalizado. Realmente no es así, ya que disponemos de información científica muy valiosa que nos permite distinguir lo nocivo de lo saludable.

A pesar de que los intereses económicos tienen una gran influencia en la información, existe una normativa estricta respecto al etiquetado de los alimentos.

«La menopausia te hace engordar»

Sí y no. Un varón que siempre haya sido delgado seguramente se mantendrá igual a lo largo de su vida, a menos que padezca episodios de depresión o enfermedad. En cambio, las mujeres atraviesan diferentes fases hormonales, completamente normales, que pueden favorecer el aumento de peso sin que haya ninguna enfermedad. En mi opinión, la salud pública debería contemplar la atención nutricional específica para las mujeres, que deberían contar con tiempo libre para hacer ejercicio físico a fin de evitar el sobrepeso. La semana antes de la menstruación, debido a la disminución de estrógenos, puede haber una mayor retención de líquidos, más apetito y más sensibilidad emocional, e incluso puede ralentizarse el tránsito intestinal. Los síntomas pueden variar con las estaciones o el estrés.

En ocasiones, los síntomas desaparecen el día después de la menstruación. Durante la premenopausia y la menopausia, estos síntomas son parecidos, pero sin el alivio que proporciona la menstruación. Después de unos meses, los síntomas desaparecen. También pueden aliviarse con ciertos tratamientos farmacológicos. Esta fase sucede, por término medio, entre los 45 y los 50 años. En esa época de la vida, la vida de las mujeres suele ser complicada. Los padres se hacen mayores y requieren atención, los hijos han superado la pubertad y las relaciones familiares cambian. Los altibajos emocionales pueden incidir en el apetito, en la falta de ejercicio y, en definitiva, en que se produzcan cambios en el peso, tanto ganarlo como perderlo. Mi consejo es que, si estás en esta franja de edad, dediques tiempo para ti y evites ganar kilos.

Después del parto también es habitual ganar peso. Durante el embarazo, las necesidades de vitaminas C y E se triplican, y se quintuplican durante la lactancia. Esto requiere una mayor ingesta de lácteos y grasas animales.

«Las dietas milagrosas no son perjudiciales para la salud»

Falso. Cuando acabé la carrera de Medicina, en los servicios de endocrinología de todos los hospitales había cerca de quinientas dietas y pautas nutricionales para las diferentes situaciones médicas. También contábamos con dietas y menús para el personal sanitario y los pacientes hospitalizados. Habitualmente, son los servicios de endocrinología de cada hospital los que diseñan sus propias dietas, aunque siempre siguiendo los parámetros científicos correspondientes a cada situación. Hoy en día, los médicos de los hospitales pueden contar, fácilmente, con más de dos mil pautas dietéticas diferentes.

Desde hace mucho tiempo, todo está inventado y escrito siguiendo pautas científicas muy estrictas que permiten diseñar dietas. Millones de pacientes en todo el mundo deben su calidad de vida al conocimiento médico de las necesidades dietéticas específicas para cada enfermedad y cada situación vital. Con esto podemos concluir que difícilmente se puede inventar un sistema dietético nuevo, a menos que nos desviemos de lo científicamente probado.

Muchas dietas de moda no son saludables y pueden provocar daños en diferentes órganos diana [12] sin provocar síntomas. Por eso es muy difícil detectar los problemas que se están causando, y al cabo del tiempo pueden haberse vuelto crónicos o ser irreversibles.

En cualquier caso, hay una incuestionable realidad: siempre se debe hacer dieta bajo control médico.

Una famosa dieta que permitía una ingesta sin limitaciones de proteína animal ha afectado a un alto porcentaje de pacientes que han sufrido daños en los riñones. Las purinas que proceden de la degradación de las proteínas

---

12. Los órganos diana son aquellos que sufren daño de forma secundaria a consecuencia de una enfermedad o una acción, como puede ser la alimentación. Todos los órganos del cuerpo pueden ser diana.

superaron la capacidad depurativa renal y esta sobrecarga continuada alteró el funcionamiento de los riñones.

Las dietas líquidas a base de sobres de compuestos proteínicos de baja calidad que pretenden sustituir a los alimentos frescos presentan un déficit vitamínico que solo se puede compensar con una o dos inyecciones semanales de vitaminas por vía intramuscular. Ningún dietista recomendará una dieta a base de sobres, y si lo hiciera pocas personas estarían dispuestas a recibir dos inyecciones semanales. Además, estos productos dietéticos utilizan nutrientes de muy baja calidad y, aunque permiten bajar de peso, son mucho menos saludables que los alimentos frescos.

«La genética manda: si en tu familia hay obesos, tú serás obeso»

Falso. Hace unos diez años asistí a una mesa redonda sobre la herencia genética en los seres humanos. El resumen final me impactó. Decía: «El ser humano, como mamífero, debería vivir unos 40 años. Si llega a vivir 100 años, el porcentaje genético de esa longevidad es del 40 %. Los 60 años que vive "de más" dependen de factores sociales, alimentarios y médicos que contribuyen a la longevidad».

Si tus padres son obesos, sí que existe una predisposición genética que hace que tú también puedas serlo. Pero esta tendencia se puede modificar. Salvo en casos muy determinados, siempre se puede bajar de peso y mantenerlo durante toda la vida.

«Masticar mucho adelgaza»

Falso. Es importante masticar bien para que los alimentos estén preparados para la digestión, pero esto no quiere decir que masticar bien adelgace. Hace unos años, las dietas macrobióticas, que ahora se consideran perjudiciales para la salud, recomendaban masticar ochenta veces cada bocado. A mi parecer es excesivo, ya que, de hacerlo así, una comida podría llegar a durar cinco o seis horas, en silencio, lo cual podría aumentar las posibilidades de atragantarse, con las graves consecuencias que esto puede tener en niños y ancianos.

El pH ácido del estómago es una gran barrera para bacterias, hongos y virus. Masticar bien prepara los nutrientes para la digestión, pero no tiene ninguna relación con la regulación del peso.

Hay alimentos que masticamos poco de forma instintiva, como el arroz o las pastas de sopa, pero son totalmente absorbidos por el intestino delgado. De todos modos, en general, es aconsejable masticarlo todo.

«Las bebidas con gas producen hinchazón»

No siempre. La porción superior del estómago, llamada fundus, situada entre el cardias y la curvatura mayor, acumula los gases de la digestión. Si tomamos una bebida carbónica, el gas asciende y ocupa el fundus. A continuación, una parte de estos gases se eliminan descansando, hablando o eructando. Es difícil que el gas, que tiende a ir hacia arriba, llegue a ocupar en cantidades excesivas el intestino delgado, que mide más de 4 metros, y ocupe el colon, que es donde se produce la sensación de hinchazón. Los causantes de la formación de gases en el colon son los alimentos que, a medida que transitan por el sistema digestivo, fermentan.

A las personas con hinchazón en el vientre, algo que suele coincidir a menudo con extremidades delgadas, les aconsejo una dieta libre de frutas, verduras y legumbres mientras bajan peso o después de bajarlo, sustituyendo esos alimentos por grasas mediterráneas y carbohidratos para evitar la hinchazón abdominal excesiva. Los principales causantes de la fermentación son los vegetales.

Además, a partir de los 50 años un porcentaje muy alto de la población tiene divertículos en el colon, pequeños sacos mucosos que favorecen una mayor fermentación y, a veces, no toleran grandes cantidades de verduras.

«Los test de intolerancias detectan lo que te hace engordar»

Falso. Cuando algo te sienta mal o padeces una intolerancia a algún alimento, desarrollas una serie de defensas (diarrea, erupciones cutáneas, vómitos o síntomas más graves). ¡Pero no te hace engordar!

Recuerdo los primeros test de intolerancias alimentarias que se enviaban a EE.UU. para analizar los resultados. Por el precio que pagaban, los pacientes tenían la esperanza de que conocer sus intolerancias les ayudaría a perder peso. Nadie les advertía de que una intolerancia puede hacerte sentir mal, pero no es el motivo de que engordes. Por este motivo, si descubres tus intolerancias y dejas de comer lo que el informe detecta no tienes por qué adelgazar. Sin embargo, existen una serie de intolerancias patológicas que pueden alterar la salud y provocar cambios metabólicos. Habitualmente ocasionan que la persona adelgace. Así ocurre en las intolerancias como la celiaquía (intolerancia al gluten), la intolerancia a la leche de vaca, a la lactosa (por falta de lactasa, enzima digestiva que descompone el azúcar de la leche) o al sorbitol-fructosa. Algunas de estas patologías en realidad son alergias que alteran el sistema inmunológico formando anticuerpos contra determinados compuestos alimentarios.

Para diagnosticar una intolerancia, no sirven los test de laboratorio. Es necesario acudir al alergólogo o al especialista en el aparato digestivo, que realizarán las analíticas específicas y los test cutáneos adecuados.

Después de sufrir gastroenteritis, que normalmente es vírica, a los niños se les suele aconsejar una dieta sin lactosa o sin leche de vaca. Pasados unos días, estos alimentos vuelven a incorporarse a la dieta, y el niño vuelve a tolerarlos totalmente. Muchos padres creen, erróneamente, que la leche de vaca es la causante de los trastornos de sus hijos. Esto, sumado a grandes campañas publicitarias a nivel mundial para promocionar las bebidas de soja (que siempre es de origen transgénico), ha dado lugar a que muchas personas hayan dejado de tomar leche.

La proteína y los azúcares procedentes de los productos lácteos pueden sustituirse por los de carnes y pescados. Pero el calcio de la leche (de vaca, cabra, oveja, búfala o camella) es el más absorbible y el más necesario para la salud de los huesos.

«Después de hacer una dieta correcta, viene el efecto rebote»

Falso. Muchas personas se desaniman a la hora de hacer dieta por culpa de la idea de que, hagas lo que hagas, habrá efecto rebote, como si fuera una espada de Damocles. Sin embargo, que no se produzca el efecto rebote depende de dos cosas:

- Que el peso alcanzado se acerque lo máximo posible al IMC óptimo.
- El tipo de dieta realizado.

Como ya hemos comentado, si hacemos una dieta en la que se prioriza la pérdida de líquidos (dietas con diuréticos naturales o sintéticos), el peso se recupera siempre, indefectiblemente.

Si la dieta aporta pocas proteínas, aunque se sustituyan por carbohidratos y grasas, el cuerpo pierde masa muscular y, a medio plazo, la sensación es tan mala que no hay más remedio que comer más, de todo, para recuperar ese músculo perdido o bien renunciar definitivamente a hacer cualquier ejercicio físico. Supongamos que estás siguiendo una dieta a base de sobres dietéticos con proteína no fresca (habitualmente de baja calidad) y, por suerte, no tienes un déficit patológico de vitamina B_{12} ni de ácido fólico; seguir la dieta es tan difícil que te obliga a volver frecuentemente a los mismos sobres porque no tienes ningún control sobre aquello que regula tu peso. Es totalmente artificial y, desde luego, no ayuda a tus telómeros.

En el caso de que se realice una dieta médica, como las que describo más adelante, el mantenimiento del peso depende del IMC al que lleguemos. Habitualmente, a los pacientes que han bajado 20 kg con la dieta mediterránea de 1.000 kcal diarias les doy varias indicaciones:

- Conviene controlar el peso durante 9 meses. Con ello el cuerpo se acostumbra suficientemente bien al nuevo peso.
- Para mantener el peso, hay que seguir comportándose como nos ha enseñado la dieta que habremos seguido, con ciertos añadidos: 2 cucharadas más al día de aceite de oliva virgen extra; 60 g de pan; 5 o 6 piezas de frutos secos al día.
- Una vez por semana, sustituir el primer plato por arroz.
- Una vez por semana, sustituir el primer plato por pasta.
- Una vez por semana, sustituir el primer plato por patatas.
- Una vez por semana, sustituir el primer plato por legumbres.
- Dos veces por semana, sustituir el segundo plato por pescado azul enharinado y frito en aceite de oliva virgen extra.
- Al cabo de un tiempo, podemos comer libremente viernes, sábado y domingo. El placer de disfrutar de la comida es muy importante. El resto de la semana, seguiremos la dieta mediterránea para compensar.

Este sistema ha ayudado a muchas personas a mantener su peso ideal durante toda su vida, siempre y cuando su IMC estuviera cerca de su nivel óptimo.

«Las dietas a base de sobres puede seguirlas todo el mundo»

Falso. Este tipo de productos dietéticos está indicado para enfermos con trastornos de deglución, pérdida de apetito por senectud o dificultad para ingerir proteína, algo frecuente a determinadas edades. En estos casos, al igual que cuando se prescribe un medicamento, los efectos secundarios son menos graves que la posible desnutrición que acompaña a la dificultad crónica para ingerir los alimentos.

Para problemas de deglución o como una aportación puntual, aunque sea diaria, tienen su utilidad y es para lo que debemos reservar la utilización de proteínas y nutrientes no frescos. No tiene sentido cuidar de nuestra salud haciendo deporte y consumiendo productos ecológicos, y al mismo tiempo recurrir sin motivo a alimentos no frescos que nos perjudican.

La medicina utiliza métodos de alimentación enteral (sonda gástrica) o parenteral (vía intravenosa) en situaciones límite o en coma, y así se salvan muchas vidas.

Los preparados en sobres destinados a adelgazar más conocidos no son sanos ni efectivos a medio plazo. En teoría, emulan una dieta normal de 1.000 a 1.200 kcal con muy pocos carbohidratos, lo cual produce una acetonemia en dos o tres días con la consiguiente pérdida de apetito. La diferencia fundamental de la dieta de sobres con una dieta natural es la calidad de la proteína, fresca y de calidad en el segundo caso. Por lo tanto, una dieta natural ofrece un doble beneficio: bajar de peso y mejorar la salud con alimentos de alta calidad.

¿Por qué tantas personas consumen productos para adelgazar a base de sobres? En mi opinión, porque son fáciles de preparar (solo hay que mezclar el contenido con agua o leche), se pueden llevar al trabajo y su elevado precio hace que las personas que los consumen aguanten como mínimo una semana (para no echar a perder la inversión económica realizada), con lo cual entran en cetosis y pierden el apetito. Eso mismo se puede conseguir con una dieta natural baja en carbohidratos de combustión rápida. Las dietas de sobres más baratas suelen dejarse al cabo de un par de días de empezar a tomarlas.

Lo que nadie explica es que las proteínas que contienen estos productos son de baja calidad, que los métodos de elaboración utilizados hacen que el producto pierda vitaminas, y que no tiene sentido que una sociedad cada vez más exigente en lo que se refiere a la calidad de los alimentos utilice esta forma artificial de hacer dieta. Según lo veo yo, al igual que ocurre con muchas otras cosas, se siguen utilizando por falta de información de los consumidores.

«Con la edad engordas y cuesta más adelgazar»

Falso. Cumplir años no altera el metabolismo ni hace que engordes. Lo que ocurre habitualmente es que, con la edad, cada vez hacemos menos actividad física y dedicamos más tiempo a la elaboración de platos al tener más tiempo libre. Esto también puede hacer que comamos más.

Es difícil comer menos cuando nuestra actividad se reduce, pero si seguimos haciendo ejercicio (practicar deporte, ir de excursión, pasear), no tenemos por qué ganar peso. En ocasiones, a los kilos de más hay que sumarle una disminución de la estatura, debido al acortamiento del espacio entre las vértebras, lo cual puede aumentar la sensación de sobrepeso en el vientre o la cintura.

Todo esto se puede prevenir. Para mantener un peso saludable y un aspecto joven, la receta es fácil: dieta mediterránea y ejercicio diario. Es la forma más saludable de mantener la flexibilidad, el tono muscular y una columna vertebral sana.

«La lechuga por la noche engorda»

Falso. Lo que ocurre es que cuando hacemos dieta eliminamos líquidos que son necesarios para el organismo, sobre todo para los riñones, la respiración y la sudoración. En cuanto puede, el organismo recupera esos líquidos. El contenido en agua de una ensalada de lechuga y escarola es del 85 %. La ensalada aporta muchos líquidos al organismo, y la sensación de retención es mayor que si, por ejemplo, comes pan con jamón, que contiene un 60 % de agua. Pero el pan con jamón tiene muchas más calorías, por lo que la pérdida de peso será menor.

Más del 50 % de los pacientes de 50 años presentan divertículos en el colon. Son como pequeños saquitos donde se depositan restos de alimentos que pueden fermentar, habitualmente sin causar ninguna patología. Si a esto le sumamos un hábito deposicional lento (estreñimiento crónico), muy frecuente en mujeres, la posibilidad de fermentación aumenta, sobre todo por verduras, frutas, legumbres y granos, y la sensación de hinchazón es muy grande a nivel abdominal. En estos casos, los pacientes se benefician de dietas bajas en fibra, aunque se pasa más hambre porque las raciones deben ser pequeñas. Pero la sensación de tener el vientre plano compensa.

«Los carbohidratos integrales son más sanos y engordan menos»

Falso. Los carbohidratos aportan energía. El pan blanco y el pan integral tienen las mismas calorías. El aporte nutricional de cada uno es también prácticamente el mismo. La diferencia estriba en que el pan integral está elaborado con harina no refinada (el grano de trigo con su cáscara, el salvado), mientras que la harina del pan blanco solo contiene el germen (sin cáscara). El salvado o la piel del trigo aporta fibra, necesaria para tener sensación de saciedad y regular el tránsito intestinal. Pero en la dieta mediterránea esta función la realizan las frutas y verduras frescas de temporada, con lo cual, el pan, la pasta y el arroz son saludables tanto si son integrales como si no. El proceso de elaboración también influye en que un alimento sea saludable o no. Por eso, que el pan o las galletas sean de buena calidad no depende de si la harina es integral o no. Es mucho más importante que la harina se haya conservado adecuadamente y que el producto se dore ligeramente durante el proceso de elaboración y no queme.

A este respecto, en el capítulo sobre dietas específicas (capítulo 6) hablaremos sobre cancerígenos e insistiremos en la importancia de la cocción de los carbohidratos.

Cuando se tuestan a alta temperatura, la cantidad de acrilamida aumenta mucho. Esta sustancia es cancerígena. Conviene tomar el pan poco tostado, las patatas fritas suavemente doradas, los rebozados y las croquetas también. En la elaboración de cervezas, se tuestan a altas temperaturas cereales como avena, cebada o lúpulo, lo que provoca la formación de acrilamida. Lo mismo ocurre con la malta y el café.

«El azúcar es perjudicial y provoca cáncer»

Falso. Una cosa es que las células cancerosas utilicen el azúcar para dividirse, y otra muy distinta que el azúcar provoque cáncer. Ni el azúcar blanco refinado, ni el moreno, ni la sacarina, como tampoco los ciclamatos, el aspartamo o la fructosa tienen relación directa con el cáncer. Se deben consumir con moderación, pero en la actualidad se ha llegado a demonizar el azúcar blanco sin que esté científicamente demostrado que tenga efectos nocivos o que sea la causa de enfermedades como la diabetes.

Como ya hemos ido viendo, la primera causa de cáncer es la obesidad y todo lo que contribuye a favorecerla nos perjudica indirectamente, y ahí se encuentran dulces, embutidos, helados, caramelos y azúcares de todo tipo, que, por sí mismos, no son alimentos que haya que eliminar totalmente.

Todo, también los dulces y pasteles, tiene un lugar en la alimentación. Nos ofrecen rápidamente glucosa en sangre, por lo que la sensación de bienestar es inmediata. Son carbohidratos que rápidamente aportan energía. Esa es su cualidad, y por eso su uso es tan importante en el deporte. La sensación de placer que aportan también va ligada a su rápida absorción. Un caramelo con azúcar nos aporta 25 kcal y reduce el apetito, y puede evitar que nos comamos un dónut de 400 kcal.

Por el contrario, si abusamos de la comida rápida o de los pasteles y pastas industriales, favorecemos el aumento de la obesidad. Esto se ha evidenciado sobre todo en países como EE.UU., que en los últimos quince años han padecido un gran aumento de la obesidad, ya que, al fomentar la productividad de los trabajadores con horarios continuos de 8 a 17 horas, sin tiempo de descanso para la comida del mediodía, han propiciado un aumento del consumo de calorías rápidas.

Vamos a explicarlo. Si tienes que permanecer muchas horas trabajando con poco tiempo para comer un menú saludable, que requiere al menos una hora, necesitas alimentos que te den energía de forma rápida para volver con fuerza a la actividad laboral. Qué mejor que una pasta, un perrito caliente, una hamburguesa o dos o tres dónuts durante el día. Fácil, rápido y muy energético.

Por sí solo, este sistema sería muy difícil de mantener durante la jornada, pero la ingesta diaria comienza a las siete de la mañana con «el desayuno americano», que a fuerza de salir en todas las series y películas de Hollywood con sus zumos, tortitas, beicon, huevos, salchichas, cereales, tostadas y café se ha hecho casi obligatorio para una gran parte de esos trabajadores que ya no van a tener tiempo de sentarse a comer hasta las siete de la tarde.

Por tanto, es una suma de circunstancias, pero algo de lo que hace años ya se venía advirtiendo, desde todas las sociedades de dietética y nutrición, que no era saludable por su posible contribución a aumentar la obesidad. A veces las necesidades económicas pasan por encima de la salud.

Por suerte ya hace muchos años que gran parte de los trabajadores intentan llevarse comida de casa y dedicar un tiempo fuera de la oficina a comer. Películas como *Wall Street* de Michael Douglas ya promovían el deporte diario, la dieta mediterránea y cuidarse, pero a un nivel elitista que pocos trabajadores se pueden permitir.

No creo que se deba promover el azúcar en las dietas, sobre todo infantiles, pero tampoco eliminarlo o demonizarlo con noticias falsas o estudios sin evidencia científica.

«Cuando ya somos adultos no es saludable beber leche de vaca»

Falso. Para que un alimento nuevo se consuma por el 25 % de la población se necesitan 25 años. También para abandonar el consumo de un producto.

En la sociedad del marketing y la publicidad, el *big data*, el estudio poblacional y el fácil acceso a toda la información incluso la falsa, esos 25 años se han reducido a 5 o 6 años. Es lo que ha pasado con el consumo de la leche de vaca.

Tal vez para introducir alimentos transgénicos como bebidas de soja o de otros cereales, o simplemente por modas, se ha atacado la leche de vaca desde muchos frentes: en el gimnasio «si bebes leche de vaca no defines»; en la consulta del «médico» naturista, «somos el único mamífero que bebe leche de adulto»; en el dietista autosuficiente, «es que la leche hace que se hinche, señora»; y así en todos los estratos relacionados con la estética y la forma física personal. A veces incluso se aconseja que no se tome, porque la desnatada no tiene calcio y por tanto no vale la pena, cosa que no es cierta. La leche descremada o desnatada tiene el mismo calcio que la leche entera.

Hablamos de los lácteos o de sus sustitutos (cuando no se quieran o puedan tomar), pero lo realmente importante es que en las dietas haya un aporte de calcio, básico en fases como el crecimiento o cerca de la menopausia para evitar la frecuente osteopenia (falta de calcio) que acaba provocando osteoporosis.

Yo preguntaría: «Si la leche no es saludable y todos los mediterráneos, durante más de 6.000 años y cada día se han alimentado con aceite de oliva, pan de trigo y leche de vaca; ¿cómo es que se considera que la dieta mediterránea es la más sana y patrimonio de la humanidad?».

«Si tienes gota no comas tomates»

Falso. El ácido úrico alto (hiperuricemia) es un trastorno que frecuentemente se asocia al síndrome metabólico (véase el capítulo 6, «Comer para sanar») y es, por tanto, una alteración metabólica que en un 20% de los pacientes provocará algún ataque de gota o la enfermedad que se caracteriza por presentar un metabolismo alterado de las purinas y el depósito tisular de cristales de urato monosódico, sobre todo en las articulaciones.

Siempre se deben descartar las causas, no congénitas, que pueden aumentar la uricemia como son: el tratamiento con quimioterapia, el ejercicio muy intenso, la insuficiencia renal, enfermedades endocrinas y medicamentos, sobre todo diuréticos. Si llevas años trabajando en urgencias, en lo primero que piensas es en una ingesta alta de alcohol (sobre todo cerveza) y grandes cantidades de carnes, vísceras, pescado azul o mariscos, y nunca le preguntas al paciente con un ataque de gota si come o no tomates.

Otras restricciones dietéticas no tienen hoy en día demasiado sentido por su poca efectividad, por lo que reduciendo la proteína animal es suficiente. Uno de los problemas frecuentes es el cólico nefrítico por depósito de los cristales en los túbulos renales. Casi siempre requiere tratamiento en Urgencias y después un control urológico para la prevención de futuros episodios.

El sobrepeso, la obesidad y la alimentación típica del *bon vivant* son características que conviene controlar, aunque sin olvidar que el problema está provocado por una alteración en la vía metabólica de las purinas, y que estas provienen de los alimentos que hemos aconsejado reducir. Cuidado con las dietas muy ricas en proteínas.

«Las lentejas tienen más hierro que cualquier otro alimento»

Falso. Nadie comenta que para combatir la anemia la morcilla tiene el triple de hierro que las lentejas, que en el pistacho y la almendra hay la misma cantidad de hierro que en las legumbres, y que además del contenido en hierro por 100 g conviene saber las calorías necesarias para ese aporte.

Por ejemplo: 100 g de garbanzos o de lentejas secas (250 g ya cocidas) tienen unas 350 kcal y 7 mg de hierro; 100 g de pistachos aportan 550 kcal y 7 mg de hierro; pero 1 kg de mejillones (340 g de mejillón sin cáscara) proporcionan 376 kcal y 25 mg de hierro.

Metabólicamente es mucho más rentable comer los mejillones, ya que, con poco aporte calórico y sensación de saciedad importante, consigues absorber 25 mg de hierro y cerca de 40 g de proteína (suficiente aporte diario si no se hace dieta).

Las mejores fuentes de hierro, importantes para el crecimiento, las menstruaciones copiosas o el deporte intenso, son las siguientes:

- Mejillones, berberechos y todos los mariscos bivalvos.
- Carnes: ternera, buey y caza, así como vísceras (hígado de ternera o pollo, morcilla de cerdo, riñones).
- Pescados y mariscos.
- Frutos secos y legumbres.

Muchas costumbres aceptadas por todo el mundo han ido quedando superadas y se han olvidado, como la peligrosidad de comer melón por la noche o la de mezclar lácteos con fruta.

También se han superado algunos bulos para demostrar lo nocivas que son algunas bebidas de uso mundial, como el bistec al que añadimos un refresco de cola (industrial). El mito dice que este tipo de bebida es capaz de disolver un plato de carne. La mayoría de bebidas industriales llevan como acidulante ácido cítrico y como antioxidante ácido ascórbico. El ácido cítrico procede del limón y el ácido ascórbico de la naranja. No son nocivos. Son aditivos naturales y sanos que ayudan a prevenir el cáncer de colon, pero son ácidos y pueden quemar un bistec. Sin embargo, el estómago también secreta ácido (clorhídrico), de forma natural, para posibilitar la digestión y absorción de alimentos, con lo cual la carne acabará disolviéndose de todos modos.

Aunque hablaremos de otras dietas, he querido hacer una pequeña recopilación sin ánimo peyorativo de las muchas que existen sobre todo para adelgazar. En muchos casos son modas que duran una temporada y en otros marcan formas de pensar, aunque pocas ayudan a adelgazar más de un par de kilos. He aquí unas cuantas: DASH, keto, détox, South Beach, Dukan, Montignac, paleo, disociada, de la zona, Atkins, ayunos, Ornish, Weight Watchers...

«No hace falta el consejo de un médico para seguir una dieta»

Falso. La dieta y la nutrición tienen gran importancia en la prevención de enfermedades como la obesidad, el cáncer y los TCA (trastornos del comportamiento alimentario).

Hay muchas dietas aparentemente novedosas que, para ser diferentes, deben añadir o restringir alimentos o bien proponer opciones imaginativas, ya que dietas médicas existen a millares, para todas las enfermedades y para todo tipo de obesidad que se trata en hospitales, lo que deja poco margen para invenciones.

Parece claro que en ese contexto es difícil ser autor de una dieta original sin salirse de los márgenes saludables. Por ello siempre conviene seguir cualquier dieta con orientación y ayuda profesional.

También es un error aumentar la cantidad de proteína diaria, porque ese incremento provoca una sobrecarga renal por exceso de purinas con riesgo de desarrollar una IRC (insuficiencia renal crónica). Por esa razón, las dietas que permiten carnes, pescados y otras fuentes proteicas sin limitación son poco recomendables. *Cualquier dieta debe indicar la cantidad máxima diaria de proteínas.*

Por otra parte, los índices glucémicos solo se encuentran en los alimentos con carbohidratos (CH), y tanto los de índice glucémico alto como los de índice glucémico bajo son necesarios en las dietas de diabetes. No tienen una relación evidente en el sobrepeso ni en el adelgazamiento.

Otras dietas restrictivas de lácteos pueden provocar deficiencias de calcio y vitamina D. *Cualquier dieta debe indicar la cantidad mínima diaria de lácteos.*

En cambio, hay dietas que sí pueden ayudar por lo menos a controlar lo que comemos o adaptar hábitos saludables de alimentación, ya sea porque reducen las grasas saturadas (dieta Ornish), por ser hiposódicas (DASH), porque puntúan los alimentos con un propósito educativo (Weight Watchers) o por el consumo de antioxidantes, frutas y verduras (Détox).

Otras pueden provocar aumentos graves de colesterol y/o triglicéridos, mientras que la mayor parte simplemente carecen de fundamento científico.

Para estar seguro de qué dieta utilizar, o saber los daños que nos pueden causar, se debe consultar al médico, ya sea de cabecera, de estética o dietista, que podrán aconsejarnos lo más conveniente.

Alguna de esas dietas se apoya en que el estrés hace engordar, ya que por el aumento de adrenalina sube la insulina. Sin embargo, eso es falso. En realidad, sube el glucagón y la misma adrenalina facilita que aumente la glucosa en sangre.

Por ejemplo, hace 25-30 años que utilizamos dietas cetogénicas (perder apetito a los 4-5 días) con proteína fresca, verduras y frutas del tiempo y lácteos de máxima calidad, todo ello elegido con cuidado para adelgazar con salud. Es fácil tomar los alimentos y las cantidades de la dieta estándar, molerlos, procesarlos y ponerlos en sobres; añadirles aditivos, edulcorantes, acidulantes, colorantes, antioxidantes y espesantes; utilizar proteínas, CH y grasas de baja calidad y ofrecer sustituciones de toda la dieta. Es una opción, pero cuanto menos provoca déficits vitamínicos.

«El vinagre ataca los glóbulos rojos»

Falso. El vinagre (el *vinum acre* o vino agrio de los romanos) se obtiene por fermentación acética del vino y su uso se remonta al antiguo Egipto y a Babilonia.

Es utilizado como aliño y conservante y se considera que fue el primer *peeling* (descamación y blanqueo de la piel) que se utilizó a finales de la Edad Media. La moda de la piel blanca, destacando lunares o labios muy rojos, que duró muchos años, junto con el alto consumo de vinagre entre la nobleza, motivó la creencia de que el vinagre acababa con los glóbulos rojos y que esa palidez no era por el uso (tanto en hombres como en mujeres) de polvo de arroz u otros blanqueantes, sino que era por «falta de sangre».

El vinagre contiene de un 3 a un 5 % de ácido acético. Diversos estudios lo valoran como una ayuda para adelgazar, bajar grasas y triglicéridos o incluso disminuir el azúcar en pacientes resistentes a la insulina. Todavía se necesitan más estudios para demostrar esos beneficios. Lo que realmente está demostrado es que en cantidad normal es aconsejable, igual que lo son otros ácidos, a nivel intestinal, como el ácido cítrico de los limones o el ácido ascórbico (vitamina C) de las naranjas.

Aunque es una exigencia ética y profesional, muchas veces es difícil mantener la objetividad e incluso acceder a información veraz. Para afrontar este capítulo con temas tan sensibles he preferido ser drástico, ya que la salud y la dieta deben ser preservadas.

«En cuanto pueda y sepa, usaré de las reglas dietéticas en provecho de los enfermos y apartaré de ellos todo daño e injusticia.»
Fragmento de la Actualización del juramento hipocrático por la Asociación Médica Mundial en la Asamblea General de Ginebra en 1948, y revisada en Sídney en 1968.

4

Consejos para adelgazar

Cuando un paciente inicia una dieta, parte habitualmente de una idea equivocada: «cree que es culpa suya haberse engordado y no conseguir adelgazar».

Sin embargo, no es el único culpable. Se trata de un problema con un componente social importante. La comida, y la relación con la comida, es algo complejo, forma parte de un modo de vida y también es un placer. Un placer que se sublima con la cocina actual y que se fundamenta en un sinfín de recetas, sabores, olores, tactos, visualizaciones y sonidos donde participan todos los sentidos. La vista de un plato, el sonido del crujiente en nuestra boca, el olor, el sabor en diferentes zonas de la lengua y el tacto, que preceden a la ingesta del alimento, dan forma a un placer que como tal nos ayuda a sentirnos vivos y únicos.

Es fácil relacionar todos los sentidos con el acto de comer, pero aunque no lo hayamos objetivado, el tacto es también importante. Por ejemplo, el chocolate se disuelve a los 28 grados, algo que sucede al ponerlo en nuestra boca y deshacerse por la temperatura de la lengua, una sensación táctil que se añade al sabor y el olor.

En las dietas nos adentramos en un territorio que rebasa la ciencia y convive con la moda, marca pautas de estética, de relación, y mueve la economía siendo uno de los negocios más rentables a nivel mundial. Esto hace que muchos intereses se crucen y que profesionales incompetentes (todo el mundo sabe de dietas), así como abundante información habitualmente sesgada, abonen la idea de que el paciente con sobrepeso hace algo anormal o patológico y por eso ha engordado 10, 15 o 40 kg. Esta concepción, que pasa por considerarle un enfermo «solo por tener unos kilos de más», es corriente. ¡Y sin embargo no es cierta! A veces creo que existe un sentimiento de menosprecio hacia las personas con obesidad.

Frecuentemente me dicen: «Es que yo siempre tengo hambre», «es que me gusta todo», o bien «es que como ansiosamente» o «mastico poco».

Mi contestación en un 90 % de las veces es la misma: «Usted no tiene ninguna patología ni es una persona enferma; engorda porque está con sobrepeso y su amiga, que es superdelgada, come el doble y encima todo hipercalórico y graso, no engorda porque está muy delgada, no porque haya encontrado la dieta perfecta ni mastique mejor. Es más, seguro que de dietas sabe usted mucho más, puesto que lleva mucho tiempo luchando con el peso. Le podría enseñar a ella a comer de forma saludable».

Para qué ha de hacer una persona muy delgada la dieta de una modelo, si en su vida jamás ha tenido que adelgazar y simplemente hace un mantenimiento más o menos original y lo vende como la causa de su extremada —en muchos casos— delgadez. «No crea que sabe algo de adelgazar, solo sabe mantenerse, porque con un peso tan bajo lo difícil es engordar.»

Esto que parece muy simple depende de la relación entre el IMC y la relación con sus hormonas, sobre todo las tiroideas.

Otras veces me comentan: «Es que cuando yo era joven bajaba de peso muy fácilmente y ahora no hay forma». La edad no significa que empeore el metabolismo, simplemente es una cuestión de kilos. Con una pequeña historia clínica es fácil averiguar que con 1'63 de altura, a los 25 años llegó a pesar 63 kg y en un mes bajó fácilmente 4 kg con más actividad y reduciendo un poco la ingesta más calórica de alimentos.

En la actualidad el problema es que después de tener dos hijos —siempre hay razones que explican el aumento de peso—, y de muchísimos problemas cotidianos, decide acudir a mi consulta con un peso de 80 kg. Además de hacer hincapié en la edad, añade: «Pero cuanto más pesas, más fácil es bajar de peso, ¿verdad?».

Con cierto pesar le digo que cuanto más pesas, más cuesta bajar de peso, lo cual no impide que la primera semana se baje algo más pero luego es más difícil, y también lo explica la relación del IMC y las hormonas que marcan el metabolismo, como el tiroides y la adenohipófisis.

Intentemos por un momento pensar en un modelo experimental que se centre en nuestro tiroides y nuestro metabolismo. Seguramente el tiroides es la glándula que más tiene que aportar en la relación con el mundo exterior y nuestro metabolismo para controlar el peso. Funcionando correctamente, trabaja: «Si como más, quemo más, y si como menos, quemo menos», y adapta nuestro metabolismo al aporte energético, siempre y cuando nuestra masa corporal sea la adecuada. Sigamos el dibujo que muestro e intento explicar casi siempre que atiendo a pacientes obesos.

En él vemos una gota que sale de nuestro tiroides y que significa la cantidad de hormona en sangre que secreta un tiroides normal. La copa es una persona con un IMC ideal. Esa cantidad de hormona adecuada desempeña la función esencial de aprovechamiento metabólico para mantener estable nuestro peso. Una persona con el índice de masa corporal ideal, «todo lo que come lo quema y todo lo que quema lo come», tiene difícil tanto engordar como adelgazar más. La tendencia natural siempre es mantenerse.

Supongamos, siguiendo nuestro modelo, que por motivos externos (embarazos, menopausia, depresiones, estados de angustia o enfermedades crónicas o fracturas que nos obligan a mantener el sedentarismo) una persona se engorda con un IMC>30 (índice de masa corporal que indica obesidad). En nuestro modelo se representaría mediante una olla.

El tiroides continúa bien con cifras en sangre normales, la gota de hormona no ha aumentado, pero el IMC sí lo ha hecho. Es como si diéramos un medicamento con la dosis adecuada para un niño (la gota de hormona), cuya función es «si como más quemo más», a una persona con la masa corporal de un adulto, lo que hace imposible que el tiroides realice su función y en consecuencia lo que podemos esperar es ir engordando progresivamente. Por el contrario, cuando adelgazamos, nuestra masa corporal vuelve a parecerse a la copa y la función hormona tiroidea vuelve a estar proporcionada, con lo que podemos mantener nuestro peso.

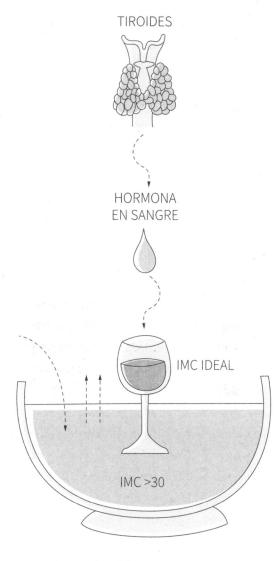

TIROIDES

HORMONA
EN SANGRE

IMC IDEAL

IMC >30

Dr. Llorenç 2020

Como veis, a estas alturas está claro que la cuestión del peso es un asunto médico y científico que está lleno en muchos aspectos de bulos y creencias, por lo que necesitamos huir de todo cuanto no sea científico para ir descubriendo juntos cómo dominar nuestro cuerpo y conocer las pautas para *rejuvenecerse adelgazando.*

El deporte y la dieta

Es una creencia popular que el deporte hace perder peso. Ya en el capítulo anterior abordamos este y otros bulos, y sabemos que en realidad el deporte mantiene, y lo que sí está muy claro y sabe cualquier deportista federado (que practica deporte con exigencia máxima desde joven) es que al dejar de hacer deporte de exigencia máxima la tendencia del cuerpo es engordar, ya que mantiene una alta ingesta y un consumo calórico menor, aunque se haga algo de ejercicio. Ajustar entradas (aporte) y salidas (consumo) es lo que nos ayudará a mantener nuestro peso.

Parece que hemos llegado a una conclusión importante: *Si comes más calorías de las que gastas, engordas; si comes las mismas calorías que gastas, te mantienes, y si comes menos calorías de las que gastas, adelgazas.* Una obviedad que hemos de subrayar. Frente a los múltiples intentos de seguir dietas personales, la famosa dieta de la clínica tal o la del doctor cual, u otra basada en la dieta del pitecantropus, entre otras miles, además de dietas mágicas, la de la espora, la del yogurt, la de proteínas, la de negocios…, hay que insistir en que las dietas para adelgazar son hipocalóricas (se ingieren menos calorías de las que se gastan), las dietas para mantenerse son normocalóricas (se ingiere la misma cantidad de calorías que las que se consumen) y las dietas para ganar peso son hipercalóricas (se ingieren más calorías de las que se gastan). En todos los casos nos referimos a personas médicamente sanas.

Un paciente acude a la consulta

Cuando una persona acude por primera vez a la consulta, lo primero es realizar la historia clínica: nombre, edad, dirección, teléfono (previamente el paciente habrá leído y firmado dos hojas, una con su autorización y toda la información sobre los efectos secundarios del tratamiento al que se somete, y la protección de datos para autorizar la utilización específica de los mismos). La historia clínica continúa con la anamnesis que incluye el motivo de la consulta, el historial de antecedentes de enfermedades tanto individual como familiar (en mujeres el FUR o fecha de la última regla, con la frecuencia y la duración, así como embarazos, sexo y edad de los hijos), medicación, intervenciones quirúrgicas y una analítica que preferentemente incluye: el hemograma completo, VSG, leucocitos (recuento y fórmula), glicemia, hb.glicosilada, ácido úrico, creatinina, índex filtrado glomerular, ferritina, transferrina, proteínas totales, albúmina, GOT, GPT, gamma GTP, colesterol total, HDL, VLDL, LDL, trigliceridemia, CK, FA, LDH, TSH, T3T, T4L. Sé que la enumeración de estos parámetros, los mínimos necesarios para tener un conocimiento adecuado del paciente, excede el interés de la mayoría de los lectores, pero es importante saber que cualquier alteración, a veces desconocida, puede motivar que la dieta produzca efectos secundarios. La analítica puede servir para consultar con el médico de cabecera la posibilidad de perder peso con seguridad.

Una vez acabada la anamnesis, pasamos a la exploración del paciente, que precisa una dieta de adelgazamiento con seguridad.

La exploración, siempre es mejor cuanto más extensa, pero, reducida y encaminada a la medicina estética, nos centraremos en pesar y medir, en ropa interior, observar la piel y los depósitos grasos, valorando la hidratación, las cicatrices, las pecas, otras máculas, el sistema venoso de las extremidades inferiores, la movilidad y el equilibrio. Seguimos con la exploración en el tórax con auscultación cardiaca, pulsos, presión parcial de oxígeno y frecuencia cardiaca (con pulsímetro digital), tensión arterial, fondo de ojo (si hay hipertensión sobre todo en pacientes jóvenes) con oftalmoscopio, también para valorar la forma y la contracción pupilar, otoscopio para oídos, auscultación pulmonar, percusión renal y palpación con auscultación abdominal.

Si el paciente tiene alguna enfermedad de base se deben realizar otras exploraciones, pero para la mayoría de ellos bastará con lo que hemos indicado para «conocerlo» médicamente.

El siguiente paso es decidir y explicar la dieta. Supongamos que nos encontramos con una paciente femenina de 43 años, que ha de perder 15 kg para tener un IMC aproximadamente de 23-24, su peso óptimo muy cercano al ideal. Habitualmente, dos o tres veces por semana, practica la natación y asiste a clases de deporte suave cardiovascular, un poco de elíptica y correr en cinta. Vive en Barcelona, con lo cual es fácil que mantenga una dieta mediterránea, trabaja con cierto estrés y puede llevarse comida al trabajo o adecuarse a la dieta, siempre que sea sencilla. La analítica y la exploración son correctas. Es una situación frecuente y una paciente tipo que puede conseguir el resultado y mantenerlo.

De entrada le propongo una dieta y le explico que vamos a empezar por una dieta que pretende que al tercer o cuarto día pierdas el apetito y te sea mucho más fácil aguantarla. Sí, «aguantar». Siempre que ingieres menos calorías de las que gastas pones al cuerpo en una situación de estrés que le resulta difícil de asumir. Se puede disminuir el «sacrificio» de bajar peso y en eso consiste «el arte» de la dieta.

Para bajar fácilmente de peso, propongo una dieta con muchas verduras y frutas, pero con muy pocos hidratos de otro tipo. No tiene pan ni arroz ni pasta ni patatas ni legumbres, para que el cuerpo pueda entrar en cetosis, en torno al cuarto día y perder algo de apetito. A partir de ese momento podemos ir variando de dieta y personalizando todo lo que la persona quiera.

Esta dieta hipocalórica estará sesgada a 4.000-4.900 kJ [13] (1.000-1.400 kcal), no tendrá grasas y será normoproteica. Con un aporte de calcio un poco por encima de las necesidades diarias. La variación calórica depende de si la dieta se hace con control médico o no. Así, con una dieta de 1.000 kcal se puede disminuir más rápidamente el peso, pero conviene un control médico semanal; en cambio, con más grasas vegetales y alguna cantidad de

---

13. Hace ya muchos años que lo que define más el factor energético de un alimento son los kilojulios (kJ), que es el parámetro empleado en el Sistema Internacional. La conversión es 1 kcal = 4,184 kJ. De todos modos, las kilocalorías siguen siendo la medida más utilizada.

carbohidratos se puede adelgazar con más seguridad y controles mensuales.

Lo que la persona que acude a la consulta y yo queremos es «perder peso a expensas de la grasa con la mínima pérdida de masa muscular y masa ósea». Para lograrlo, a fin de reducir otros nutrientes, cubrimos por encima de los mínimos diarios la cantidad de proteína y la cantidad de calcio. Respecto a los líquidos, se aconseja beber, porque el cuerpo no perdona la falta de ellos; con los controles semanales iré insistiendo en que se tomen líquidos variados como figura en la dieta.

Qué es una dieta normoproteica

Una dieta que contenga entre 34 y 68 gramos de proteína pura al día (entre 150 y 300 gramos de pescado o carne) se puede considerar normoproteica.

En la dieta hipocalórica destinada a bajar de peso, a expensas sobre todo de la grasa, sesgamos las proteínas a 68 gramos al día para que la pérdida muscular sea mínima o rápidamente recuperable.

Una dieta de mantenimiento puede oscilar entre 35 a 45 gramos de proteína pura al día.

Dieta hipocalórica normoproteica baja en grasas sesgada a 4.038 kJ

Ingesta 1

Café con leche desnatada + 4-6 piezas de frutos secos.*

Ingesta 2

A elegir entre 100 g de requesón, 50 g de queso de
    Burgos o 1 yogur.
+ 50 g de pan* blanco o integral.
+ Fruta a elegir entre 2 kiwis, 2 peras, 1 manzana,
    14 fresones, 20 cerezas, 5-6 mandarinas, 2 naranjas,
    5-6 ciruelas, 1 granada, 1 chirimoya, 1-2
    melocotones, 2 nectarinas, 12 uvas, 4-5 albaricoques,
    8-10 nísperos, 500-600 g de melón, 500-600 g de
    piña o 1 kg de sandía.

Ingesta 3

Verdura, ensalada, escalibada, espárragos, champiñones
    o setas.
+ A elegir entre 150 g de carne, pescado, calamar o
    sepia, 6-8 gambas, 1 kg de mejillones, ¼ de pollo o
    de conejo, 1 huevo + 2 claras o 1 lata de caballa o de
    sardinas en escabeche.

Ingesta 4

Igual que la ingesta 2.

Ingesta 5

Igual que la ingesta 3.

Ingesta 6

1 yogur desnatado.

Líquidos: beber 1,5 litros diarios de agua, infusiones,
    café, refresco de cola sin azúcar o gaseosa.

Aceite: 1-3 cucharadas de aceite * de oliva virgen al día.

Aliños: vinagre, vinagre de Módena, limón, salsa de soja, mostaza, kétchup.

Es optativo el caldo de pollo en tetrabrik; máx. 4-6 kcal × 100 ml, 1 taza.

* Si se consumen los alimentos marcados con asterisco, la dieta aumenta en 1600 Kj (pasa de 4038 kj a 5638 kj). El número de ingestas no es importante para bajar de peso; se puede comer todo en una sola ingesta.

Lo más importante de esta dieta son dos premisas: *Hay que comerlo todo* y *no se puede dejar nada*. Por ejemplo, si son 14 fresones, son 14 aunque sean muy grandes. Lo único que se puede modificar y que por ello no lleva ni cantidad ni peso es el primer plato de comida y de cena, que puede ser muy abundante, incluso comer verduras con ensalada, escalibada, espárragos, champiñones y setas o simplemente dos tomates.

La segunda premisa es que *todo se puede comer mezclado como sea y a la hora que sea*, por lo que si llegamos a casa por la noche y se nos ha olvidado comer el lácteo o la fruta de la mañana, hemos de comerlo, aunque tengamos que reducir el primer plato, lo único que podemos modificar.

En nuestras dietas ya no figuran ni el atún ni el pez espada ni el emperador ni el tiburón por su contenido alto en metilmercurio.

Después, conviene repasar uno a uno los diferentes alimentos incidiendo en la importancia de los tres lácteos diarios, para aportar 750 mg de calcio y frenar la pérdida de masa ósea durante el estrés metabólico que significa la dieta.

Y en la importancia de comer toda la fruta para ayudar a absorber la proteína (segundo plato), ya que no tenemos otros carbohidratos. Si optas por comer los 14 fresones dos veces al día, eso supone casi 1 kg de fresones. No obstante, respetando las proporciones, también se pueden comer 7 fresones y 3 mandarinas a media mañana o una pera y un kiwi, y por la tarde cualquier otra variación según el apetito y la época del año.

La proteína en la cantidad adecuada nos permite bajar, con esa dieta, perdiendo menos de un 1 % de masa magra (musculatura) cada 10 kg, sin quedarnos «fofos»; muchas dietas hacen perder hasta un 6 % de masa muscular debido a que no mantienen un mínimo diario de 68 g de proteína pura y fresca. En el mantenimiento no hacen falta 150 g de carne de ternera y 1 kg de mejillones al día, ya que con la mitad es suficiente incluso para muscular. Entre 68 g y 90 g de proteína pura al día no producen sobrecarga en un riñón normal; pero si añadimos batidos proteicos sí podemos dañar seriamente nuestros riñones y en un porcentaje alto padecer IRC (insuficiencia renal crónica).

En el primer plato ponemos verduras (la verdura que se quiera y la cantidad que se quiera sin patata), ensalada (variada, con pepino, tomates, lechuga, zanahoria, pimiento…, no aguacate ni maíz), escalibada (se trata de hortalizas habitualmente asadas a la parrilla o el horno, preferentemente pimiento, berenjena y cebolla), espárragos, que pueden ser blancos o verdes, frescos o en conserva, y champiñones y setas de todo tipo comestibles, que además de saciar bastante constituyen un aporte extra de proteínas saludables.

En el segundo plato, a pesar de no estar especificado por escrito, explico que pueden ser 150 g de carne de ternera o de buey, de pescado blanco o azul, de calamar o sepia (ambos con un contenido alto en colágeno y elastina), o entre 6 y 8 gambas, cigalas o surimi, o 1 kg de mejillones, almejas u otros bivalvos, o ¼ de pollo, equivalente a una pechuga entera, ¼ de conejo o 1 huevo y dos claras o una lata de sardinas, caballa o melva en conserva. También puntualmente podría sustituirse el segundo plato por 150 g de pavo o 50 g jamón ibérico o 60 gr de salmón ahumado. Tanto si se elige jamón del país como salmón ahumado, las cantidades son menores ya que tienen más calorías, y por tanto al ajustar el peso la cantidad proteica es menor y conviene sustituir el segundo plato solo esporádicamente.

En la tarde se toma la segunda fruta, la cena igual que la comida y después 1 yogur que podría ser desnatado de sabores o de chocolate.

Se puede bajar una media de 1,5 kg por semana o su equivalente de 6 kg por mes sin pan ni frutos secos y con un mayor control de la cantidad de aceite que se consume, junto con el chequeo semanal del médico: tensión arterial, auscultación cardiaca y control de seguimiento, peso y aspecto.

Para nuestra paciente, que practica un deporte aeróbico, trabaja y se lleva la comida preparada de casa, es fácil llevar 14 fresones con 1 yogur en un recipiente hermético para consumir a media mañana, y en otro recipiente, ensalada con una lata de sardinas en escabeche para la comida, o bien ir a un restaurante y comer una ensalada con un bistec a la plancha.

Siempre es importante mantener una buena hidratación diaria e intentar no separar excesivamente las ingestas. Al margen de los alimentos que figuran en la dieta, en caso de tener más apetito podemos recurrir tranquilamente a encurtidos (pepinillos, cebolletas en vinagre) o a frutas del bosque que se pueden consumir congeladas (moras, arándanos) por su aporte bajo de calorías.

A ello contribuyen los caldos actuales, en tetrabrik habitualmente, en los que cada 100 ml tiene entre 4 y 5 kcal (en un vaso la capacidad es de 250 ml, equivalentes a 10 kcal), y las bebidas sin azúcar (con 0-1 calorías), como algunos refrescos de cola o la gaseosa, que al tener un sabor edulcorado y gas proporcionan cierta sensación de saciedad.

Para conseguir un buen mantenimiento se debe añadir a la dieta 5-6 piezas de frutos secos por día, 60 g de pan al día, y mantener o añadir hasta un total de 3 cucharadas de aceite de oliva virgen al día.

Sustituir el primer plato por arroz 1 vez a la semana, por pasta italiana 1 vez a la semana, por patatas 1 vez a la semana y por legumbres 1 vez a la semana.

Sustituir el segundo plato por pescado azul frito en aceite virgen de oliva.

Cuando se utilizan las grasas mediterráneas (frutos secos, aceite de oliva preferentemente virgen extra), se aconseja que dos veces a la semana el pescado sea azul —sardina, boquerón, salmón— y frito en aceite de oliva virgen. Los procesos de plancha, horno o a la brasa aportan alta temperatura que desgrasa en parte las carnes o los pescados y mariscos, ya que la grasa es más lábil. En el pescado azul, nos interesa que se mantenga la máxima cantidad de grasa, por su alto contenido en ácidos grasos esenciales omega 3. Para ello aconsejo que se elaboren como siempre se ha hecho con el pescado azul, enharinado y frito en aceite caliente de oliva virgen. El aceite, al freír la harina, forma una película superficial que permite que se conserven mejor los ácidos grasos omega 3. Es muy simple y la mejor manera de nutrirnos, aumentando sin duda nuestros telómeros.

Dieta para adelgazar con carbohidratos y más deporte

Ahora supongamos que el paciente realiza un ejercicio más intenso, con lo cual necesitará una dieta que aporte carbohidratos rápidos para poder bajar de peso y mantener su actividad habitual.

Actualmente, las dietas más conocidas y utilizadas son las que no utilizan carbohidratos rápidos (arroz, pasta, patatas, pan o legumbres), ya que, como hemos explicado, está extendida la creencia de que esos CH engordan.

Para poder entender esta nueva dieta, mediterránea pero metabólicamente distinta, debemos recurrir a modelos similares que nos puedan orientar. En este sentido cabe recordar, como detallaremos en el capítulo 6, «Comer para sanar», que en las dietas de diabéticos debemos incluir forzosamente carbohidratos (por ejemplo, en 1.000 kcal, 120 g son de CH) para no alterar el metabolismo y poder, si se desea bajar de peso o mantenerse, seguir haciendo una vida socialmente activa. Una persona que tiene cifras de glucosa normal y analíticas normales, solo necesita carbohidratos que le aporten calorías rápidamente, si realiza ejercicio anaeróbico.

Tanto en un diabético, con una actividad normal, como en un paciente no diabético que siga una dieta sin carbohidratos y haga ejercicio anaeróbico intenso, el organismo, al notar la falta de azúcar en sangre, iniciará una vía metabólica para obtener energía, la glucogenólisis.

Esta glucogenólisis libera glucosa, para consumo del glucógeno hepático y sobre todo muscular. El glucógeno es una cadena larga de glucosa, de reserva, hepática y principalmente muscular (cuanto mayor sea la musculatura, más depósitos de reserva habrá). Cuando hay azúcar en sangre sin utilizar, la insulina forma cadenas de glucógeno que se reservan en el hígado, los músculos y la grasa corporal mediante la glucogenosíntesis. Con el ejercicio intenso (si no se consumen carbohidratos) aumentan la adrenalina y el glucagón, y se consume glucosa de reserva, con lo cual es posible que no se baje de peso con la dieta.

Debido a esto, es frecuente que haya pacientes jóvenes que acudan a la consulta y comenten cosas como: «No lo entiendo. Hago la dieta mediterránea que me ayudó a bajar de peso el año pasado, hago muchísimo deporte y he engordado 2 kilos». Les explico que no pueden hacer dieta sin carbohidratos y practicar un deporte anaeróbico porque incluso pueden engordar y acabar con sus reservas de glucosa. Por lo que propongo un tipo de dieta que permita hacer ejercicio, siempre que no sea de intensidad máxima o para un atleta que sigue un entrenamiento de alto nivel porque no se perdería peso. Es *dieta mediterránea con carbohidratos rápidos*.

Dieta mediterránea con carbohidratos rápidos

Ingesta 1

Café con leche desnatada (1 vaso) y 4-6 piezas de frutos secos*.

Ingesta 2

50 g de pan y, a elegir, jamón del país o lomo embuchado (máx. 30 g), 50 g de queso de Burgos o 100 g de mató.

Ingesta 3

Plato combinado:
3, 4, 5 tomates (los que quepan), lechuga, verdura, setas.
A elegir: 150 g de carne, pescado, calamar o sepia, 6-8 gambas, 1 kg de mejillones, ¼ pollo o de conejo, 1 huevo + 2 claras, 1 lata de caballa o sardinas en escabeche o 150 g de queso de Burgos.
A elegir entre ⅔ de un vaso de agua con arroz ya hervido (50 g en crudo), 1 vaso de pasta italiana ya cocida (50 g en crudo) o 3 patatas del tamaño de un huevo.

Ingesta 4

Fruta a escoger entre las siguientes opciones: 2 kiwis, 2 peras, 1 manzana, 14 fresones, 20 cerezas, 5-6 mandarinas, 2 naranjas, 5-6 ciruelas, 1 granada,

1 chirimoya, 1-2 melocotones, 2 nectarinas, 12 uvas, 4-5 albaricoques, 8-10 nísperos, 500-600 g de melón, 500-600 g de piña o 1 kg de sandía.

Ingesta 5

Igual que la ingesta 3.

Ingesta 6

1 yogur desnatado.

Líquidos: beber 1,5 litros diarios de agua, infusiones, café, refresco de cola sin azúcar o gaseosa.

Aceite: 1-3 cucharadas de aceite* de oliva virgen al día.

Aliños: vinagre, vinagre de Módena, limón, salsa de soja, mostaza, kétchup.

Es optativo el caldo de pollo en tetrabrik; máximo 4-6 kcal × 100 ml, 1 taza.

Al consumir los alimentos acompañados de asterisco hay que sumar 1.300 kJ.

Con este tipo de dieta se proporciona la cantidad suficiente de carbohidratos con un contenido calórico alto y azúcares, con lo que se puede hacer un ejercicio más intenso y de tipo anaeróbico. Sin necesidad, si es moderadamente intenso, de gastar demasiados depósitos de glucógeno, por lo que es posible adelgazar consumiendo los alimentos de la dieta diaria sesgada a entre unos 4.200 y 5.700 kJ.

También se puede seguir puntualmente la dieta mediterránea y en días de ejercicio la dieta mediterránea con carbohidratos rápidos, y con ello completaremos un sistema saludable para adelgazar. En cualquier caso, siempre se necesita el consejo médico para saber cuándo parar o suavizar la dieta.

Sería igualmente muy aconsejable seguir cualquiera de las dos dietas y tras conseguir reducir el 40-50 % de todo el peso que se pretende perder, llevar a cabo un mantenimiento añadiendo a la dieta 5 piezas de frutos secos y 50 g de pan diarios, y una cantidad sin limitaciones pero moderada de arroz, pasta, patatas, legumbres y aceite de oliva virgen.

El sistema que proponemos para adelgazar puede variar dependiendo de la cantidad y calidad de carbohidratos o de grasas insaturadas que añadamos a la dieta. Por ejemplo, si en la primera dieta mediterránea queremos variar un poco sin romper la cetosis, podemos sustituir el punto 2 de la dieta (a media mañana, con un lácteo y la fruta) por un bocadillo de 50 g de pan con 20-30 g de jamón del país o lomo embuchado (embutidos con poca grasa saturada). Pero en ese caso habremos eliminado un lácteo que debemos incluir, y más si tratamos a una mujer con edad cercana a la premenopausia. Mi propuesta es que tres veces por semana se sustituyan los 150 g de carne o pescado por 150 g de queso de Burgos o 250 g de requesón (aproximadamente 100 kcal × 100 g).

Con ello mantenemos los lácteos, y por tanto el aporte de calcio, y cambiamos los carbohidratos de la fruta de la mañana por pan. El aporte extra de 20-30 g de embutido, como proteína pura, es poca cantidad y totalmente asumible sin necesidad de reducir el segundo plato.

Por otra parte, los aliños con moderación aportan pocas calorías y muchas veces valen la pena para enriquecer el sabor.

Dos casos en los que siguiendo bien la dieta no se baja de peso

En dietas sesgadas a unas 1.000 kcal siempre es aconsejable la visita semanal o a lo sumo quincenal con control de peso, tensión y auscultación, ya que debido a la importante disminución de peso (1,5 kg por semana o 6 kg por mes) precisa controles médicos frecuentes.

Frecuentemente sucede que pacientes muy decididos y motivados se desaniman porque hacen bien la dieta y no bajan de peso. Primero he de decir que «la dieta es injusta» en el sentido de que, aun siguiéndola muy bien toda la semana, solo por excederse en una comida ya no se bajará peso en la mayoría de casos. Realmente, con ese exceso puede pasar que se baje algo de peso, que este se mantenga e incluso que se gane peso, dependiendo del tiempo de dieta y de los kilos perdidos. Lo único que garantiza perder peso es la dieta seguida a la perfección toda la semana.

Siempre intento explicar el primer día estas dificultades, porque es muy triste que habiendo seguido la dieta casi a rajatabla, incluso comiendo menos, como en el segundo caso, el paciente se desanime y una cosa tan importante como es perder peso (la obesidad es la primera causa de cáncer por inflamación continuada de todo el organismo) pase a ser secundaria y se abandone la dieta.

El primer caso es un paciente que quiere perder peso lo más rápido posible, algo muy comprensible porque siempre representa un sacrificio, incluso económico, y a veces se está esperando algún acontecimiento social o familiar. La solución en tal caso es disminuir la ingesta, incluso en dietas de 1.000 kcal, con menos fruta o prescindiendo de algún lácteo. Normalmente, la disminución de peso es similar a la que se obtiene comiendo todo lo incluido en la dieta, pero con los días se hace más difícil aguantar y hacia la tercera semana se consume todo lo que prescribía la dieta. La sorpresa es que precisamente esa semana ¡no se baja de peso! Cuando pregunto si ha habido algún exceso, la contestación, por supuesto, es negativa.

En el segundo caso, se trata de un paciente (siempre nos referimos a un o una paciente mientras no se especifique su sexo) que inicia la dieta un miércoles y el sábado, antes de llegar a la acetonemia que hace perder el apetito, come un plato de paella (menos cantidad de la que comería sin hacer dieta), mientras el resto de la semana continúa haciendo perfectamente la dieta.

El miércoles, el paciente ha bajado 2,5 kg de peso (factible en la primera semana) y el control médico es perfecto. Por supuesto, con tan buen resultado, el sábado vuelve a comer su plato de paella (esta vez sin remordimiento), y cuando llega el control del miércoles resulta que ha perdido 1,5 kg y está bien desde un punto de vista médico. Llega el sábado y vuelve, por supuesto, a comer su plato de paella... Y no puede evitar pensar cómo es que ninguna dieta médica aconseja una comida libre a la semana. El miércoles acude a la consulta y... ¡pesa 1 kg más! Le pregunto qué ha pasado, si quiere que cambiemos de dieta. A lo que contesta que no lo entiende, que la ha seguido igual que cada semana.

La dieta no hay que hacerla igual que cada semana, sino tal y como se ha escrito en la hoja de dieta. Lo único que garantiza que se pierde peso es la dieta perfecta, ya que las variaciones sirven solo si el metabolismo no se ha acostumbrado a consumir 1.000 kcal. Cuando se acostumbra, cualquier exceso puede evitar que se baje de peso e incluso provocar un aumento, una de las causas por las que se deja la dieta.

En el primer caso, el aumento calórico en la tercera semana (dieta completa) frena la bajada de peso, pero solo una o dos semanas. Pronto se consiguen los mismos resultados que al principio con la dieta «reducida para bajar más rápido».

Para hacernos una idea de lo importante y lo difícil que es bajar 10 kg o más, propongo una breve reflexión sobre estas frases comprobadas científicamente:

- *Bajar 10 kg de peso, aunque no lleguemos al peso óptimo, supone un 20 % menos de gasto cardiaco. Esto significa que el corazón como motor, si tuviese que vivir 80 años, con la disminución del peso viviría 100 años, y además esos 10 kg menos, en mujeres, bajan la incidencia de cáncer de ovarios y de mama.*
- *Si bajas 5 kg de peso y caminas unos 5.000 pasos al día, tus piernas dejan de subir en cada paso 5 kg, luego dejas de movilizar 25 toneladas al día (5 kg × 5.000 pasos).*
- *De cada paciente que intenta bajar 20 kg varias veces en su vida, solo lo consigue el 30 %.*

No obstante, hay buenas noticias. Actualmente casi todos los pacientes que lo intentan bajan los 20 kg con controles semanales/quincenales y dietas como las que hemos visto, y lo más importante:

La dieta mediterránea hipocalórica es el mejor tratamiento en seres humanos para alargar los telómeros, aumentando no solo la longevidad sino también la salud, así como para curar enfermedades y desarrollar la capacidad para no padecerlas al disponer de mejor respuesta inmunológica (véase el capítulo 2, sobre la dieta mediterránea).

Cuanto más pesas, más fácil es seguir engordando y más difícil bajar de peso. Cuanto más delgado estás, más difícil es engordar y más fácil bajar de peso.

La mayor parte de las dietas promocionadas por famosos son dietas de mantenimiento. ¡¡Ellos son delgados!!

Crees que solo harás dieta durante unas semanas y después te pasas media vida haciendo dietas. De ahí la importancia de conocer la manera sana de adelgazar con la dieta mediterránea hipocalórica.

5

Las opciones vegetarianas

Aunque ya había elaborado dietas ovolactovegetarianas, elaborar una dieta totalmente vegana que permitiese bajar de peso sin poner en peligro nuestra masa muscular ni ósea era un desafío. Busqué en los libros actualizados de Medicina Interna en Nutrición y Endocrinología, y por internet en buscadores médicos, pero no encontré nada al respecto. Dietas para mantenerse o para personas delgadas había muchas (veganas o vegetarianas, ovolactovegetarianas, ovovegetarianas, lactovegetarianas), pero yo necesitaba poder ofrecer un tratamiento a pacientes veganas o veganos estrictos, con sobrepeso u obesidad, y ayudarles a poder adelgazar de acuerdo con sus opciones de alimentación o creencias (a continuación veremos un caso explicativo), y posteriormente evitar que mis pacientes con obesidad, que habían conseguido adelgazar, volviesen a recuperar el peso. Necesitaban tener una dieta vegana estricta hipocalórica para compensar excesos o adelgazar unos kilos y facilitar así el mantenimiento.

Por suerte ya existían derivados de soja y otros que podía utilizar, así que elaboré una dieta totalmente vegana (por supuesto, el mérito es de los libros de medicina y los estudios nutricionales, yo solo tuve que leer y pensar). Una dieta mediterránea, naturalmente, a fin de poder utilizarla con pacientes de hábito vegano estricto, que en aquella época todavía no era algo tan frecuente como en la actualidad.

El problema no era una dieta para adelgazar vegana; el desafío era elaborar una dieta que además mejorase la salud. Cuando se trata de la salud siempre conviene acercarse a la excelencia, intentar que sea lo más perfecta posible, una efectividad con los mínimos efectos secundarios y que incluso mejore la salud.

Adelgazar manteniendo la musculatura sin comer nada animal ni sus derivados.

Adelgazar manteniendo la masa ósea sin comer lácteos ni sus derivados.

Adelgazar aportando los beneficios de la dieta mediterráneas y aumentando los telómeros.

Para elaborar la dieta tenemos que cubrir las cantidades diarias de calcio absorbible y la cantidad adecuada de proteína para conseguir que se pierda peso a costa de las grasas.

Ya hemos reservado unas calorías para mantener la proteína y el calcio; seguramente serán más kilocalorías que las que gastaríamos elaborando una dieta omnívora. Queremos que sea una dieta mediterránea. Por tanto, debemos aportar grasas adecuadas, pero sin pescado azul. Las frutas y las verduras no serán un problema siempre que podamos incluir muchas con el resto de calorías.

Dicho esto, vamos a elaborar una dieta mediterránea para veganos estrictos con:

- 750 mg de calcio × día (normocálcica).
- 55-68 g de proteína pura diaria (normoproteica).
- Hipocalórica sesgada a 4.100 a 5.000 kJ (1.200 kcal aprox.).
- Grasas vegetales mediterráneas (no saturadas).

La dieta que más utilizo permite, adjuntando unas tablas calóricas, algunas sustituciones del mismo tipo de alimentos; cuanto más específica es una dieta, más difícil es encontrarle variaciones.

Dieta hipocalórica vegetal estricta sesgada a 4.900 kJ (1.170 kcal), normoproteica, normocálcica, baja en grasas saturadas y sin derivados animales, apta para vegetarianos estrictos

Para todo el día y repartido en 4-6 ingestas

1. Un vaso de leche de soja + 4-5 piezas de frutos secos.
2. 50 g de pan.
3. 100 g de tofu.
4. 50 g de seitán.
5. 200 g de patata cocida.
6. 50 g de pasta, 50 g de garbanzos, 50 g de judías secas o 50 g de lentejas.
7. Las verduras que se quieran.
8. Frutas diarias a elegir entre 2 kiwis, 2 peras, 1-2 manzanas, 14 fresones, 20 cerezas, 5-6 mandarinas,

2 naranjas, 4-6 ciruelas, 1 granada, 1 chirimoya, 1-2 melocotones, 12 uvas, 4-6 albaricoques, 8-10 nísperos o peras de San Juan (de temporada), 500-600 g de melón o piña (peso con piel, aprox. 1/4 de melón o ⅓ de piña) o 1 kg de sandía (pesada con la piel).

Líquidos: beber 1,5 litros diarios de agua, infusiones, café, refresco de cola sin azúcar o gaseosa.

Aceite: 2 cucharadas soperas de aceite de oliva virgen al día.

Aliños: sin limitación: vinagres, limón, salsa de soja, mostaza y kétchup.

Totales: 1.170 kcal con 59,2 g de proteína y 750 mg de calcio.

En fase de mantenimiento, aumentar la cantidad de aceite de oliva virgen, añadir 5 piezas de frutos secos por día y las frutas que se quieran.

En el capítulo 8 se pueden consultar las tablas calóricas y de composición de los alimentos. A continuación detallamos los alimentos específicos para dietas veganas:

(Por 100 g de porción comestible) [14]

CEREALES	Kilocalorías	Proteína (g)	Calcio (mg)
Arroz	354	7,6	
Avena	367	14	
Biscotes	411	7-10	
Cebada	354	7-10	
Cereales de desayuno sin azúcar	350-380	7-10	
Cuscús	376	7-10	
Espelta	338	7-10	
Harina de trigo	340	10,5	
Harina de maíz	350	7-10	
Kamut, bulgur	337	7-10	
Linaza	534	7-10	
Mijo	378	7-10	
Nachos	500	7-10	
Pan de centeno	241	14	
Pan blanco (trigo)	255	14,4	
Pasta	375	12,8	

SEMILLAS	Kilocalorías	Proteína (g)	Calcio (mg)
Quinoa y chía	368	16,5	
Sagú	354	7-10	
Salvado	200	7-10	
Sémola	375	7-10	
Tapioca	338	7-10	

---

14. Datos extraídos y compulsados de las fuentes indicadas en el apartado Referencias (11*).

OTROS	Kilocalorías	Proteína (g)	Calcio (mg)
Seitán	370	75	142
Bebidas de soja	47	3,1	120
Soja fresca	159	7-10	277
Tofu	76	7-10	350

VARIOS	Kilocalorías	Proteína (g)	Calcio (mg)
Patata cocida	86	2	11
Aceitunas	200	-	100
Membrillo	215		
Mermelada	280		

LEGUMBRES SECAS (100 g secos = 250 g cocidos)	Kilocalorías	Proteína (g)	Calcio (mg)
Guisantes	317	21	72
Guisante fresco	92	6	
Soja en grano	422	35	280
Garbanzos	350	18	49
Judías	340	20	140
Lentejas	336	24	60
Habas	330	20	140

ACEITES	Kilocalorías	Proteína (g)	Calcio (mg)
Oliva virgen	900	por 100 ml	
Girasol, maíz, soja	900	por 100 ml	
Cacahuete	900	por 100 ml	

FRUTOS SECOS	Kilocalorías	Proteína (g)	Calcio (mg)
Almendras	620	20	254
Avellanas	675	15	50
Cacahuetes	637	23	68
Castañas	199	4	34
Nueces	660	15	80
Piñones	660	15	80
Pipas	535	27	-
Pistacho	590	17	136
Coco	646	6	40
Cantidad óptima diaria	-------	**55-68 g**	**750 mg**

Algunas verduras pueden aportar calcio por cada 100 g de porción comestible: el brócoli y las acelgas, 100 mg de calcio, las espinacas, 120 mg y las berzas 200 mg.

En cuanto a las vitaminas D y B12, en dietas restrictivas siempre se deben tomar suplementos y alimentos enriquecidos, sobre todo durante la infancia y el crecimiento. Los alimentos que pueden aportar algo de vitamina D son las mostazas, los hongos shiitake, el café instantáneo, los zumos, las bebidas de soja y los cereales reforzados.

Para mantenerse conviene aumentar las grasas «sanas» provenientes de los frutos secos y los aceites vegetales, preferiblemente el de oliva virgen y el de girasol. Consumir fruta sin restricciones y a cualquier hora. Aumentar los carbohidratos, evitando siempre todos los tuestes excesivos a fin de disminuir las tasas de acrilamida, y favorecer las elaboraciones de platos con todo tipo de especias:

tomillo, romero, hinojo, anís, cúrcuma, pimentón, canela, azafrán o comino. En guisos y platos no pueden escasear los ajos y las cebollas.

Así como las especias son aconsejables y además se consumen en pequeña cantidad, las semillas novedosas y las algas se consumen por gramos o kilos, por lo que es recomendable un consumo moderado y con información adecuada, ya que existen algunos estudios que limitan mucho su uso. Las más comunes sin riesgo son las algas nori (con un alto contenido en proteínas), wakame, espirulina, espagueti de mar, kombu y alaria, pero siempre se han de consumir moderadamente sin sustituir las verduras tradicionales del tiempo. Recordemos que entre Japón, China y Corea del Sur se concentra el 60 % del cáncer gástrico mundial (11*) y numerosos casos de cáncer esofágico (véase el capítulo 2 sobre la dieta mediterránea).

Siempre es difícil aportar todos los nutrientes en dietas que restringen algún alimento. Por esa razón, me parece más adecuado ofrecer a los niños una dieta omnívora sin restricciones hasta que concluya su etapa crecimiento a fin de adecuar su intestino a la absorción de todos los alimentos, aunque después se opte por el tipo de dieta que se quiera.

Antes he hablado de creencias. A continuación voy a explicaros un caso que me obligó a buscar una solución:

Hace unos doce años tuve pacientes con mucho sobrepeso y que necesitaron pedir permiso para hacer dieta ya que estábamos cerca de Semana Santa y pertenecían a la Iglesia Ortodoxa. Ya sé que esta introducción parece sacada de contexto. Sin embargo, en la fe ortodoxa hay días en los que no se puede comer nada de origen animal ni sus derivados.

Sucedió que después de que un joven de 26 años perdiera 25 kilos de peso y que su madre, con diabetes de tipo 2 por la edad y el sobrepeso, perdiera 28 kilos, les pedí un calendario ortodoxo para poder ver los días especiales del año durante los cuales no podían comer nada de origen animal ni sus derivados.

La sorpresa fue mía cuando comprobé que durante medio año debían mantener una dieta vegana estricta, discontinua con días de dieta normal. En la cuaresma hay que guardar 40 días de ayuno sin ingerir nada de origen animal ni sus derivados. Después, a lo largo del año, esos periodos duran de dos a tres días.

El ayuno ascético, sin carne ni derivados animales, también implica una menor ingesta, pero sí se puede comer pan, arroz, pasta, legumbres y pasteles con aceite, así como frutos secos, azúcar y todo tipo de cereales, pero sin yogur ni huevos ni miel. Todo ello supone una gran cantidad de calorías, aunque se coman todo tipo de verduras y frutas, ya que para poder llegar a la cantidad de proteína diaria es necesario consumir más calorías. Al no tomar lácteos, también necesitaremos aportar de alguna manera el calcio necesario.

En todo caso, supone un cambio de hábito dietético, socio-comunitario, que habitualmente se acompaña de reuniones familiares y religiosas y cuya comida y platos típicos suelen ser muy calóricos. La solución fue elaborar una dieta vegana estricta, baja en calorías, para poderla consumir en esos días festivos y bajar de peso si era necesario.

Con la dieta y las variaciones que permiten las tablas, esos pacientes se pueden beneficiar y cumplir con sus costumbres y oficios religiosos, manteniendo su peso o reduciéndolo.

Dietas ovolactovegetarianas

Las variaciones en las dietas son muy grandes, y si recordamos el significado etimológico de la palabra dieta, del griego *diaita*— δίαιτα—, «régimen de vida», vemos que muchas opciones dietéticas se asocian a una forma de pensar y de vivir. Ya sea por el calentamiento global o por la defensa de los animales y sus derechos, muchas personas se niegan a comer carne o pescado por sensibilidad o por criterio y adoptan otras opciones dietéticas que no contengan animales sacrificados. Realmente la crudeza de algunas imágenes tomadas en mataderos de terneros y cerdos, o el sacrificio de focas y ballenas hace que los planteamientos veganos sean comprensibles y asumibles por gran parte de la población. De aquí parten muchas de las dietas ovovegetarianas, lactovegetarianas y ovolactovegetarianas.

Adaptamos unas tablas detallando los alimentos añadidos a este tipo de dietas a diferencia de las tablas de la dieta vegana:

LÁCTEOS	Kcal	Proteína (g)	Calcio (mg)	Colesterol (mg)
Cuajada	90	4,5	167	
Flan de huevo, natillas	126	4,6	81	
Helados lácteos	167	3,7	140	
Leche de cabra	72	3,9	146	14
Leche de oveja	96	5,3	230	
Leche de vaca	68	3,5	125	14
Leche de vaca desnatada	36	3,6	121	
Nata de leche de vaca	298	3	97	106
Crema de leche de vaca	300	3	95	106
Queso desnatado	70	10	140	
Queso de bola	349	29	760	92
Queso de Burgos	174	15	186	97
Requesón	96	13,6	60	25
Yogur desnatado	45	4,5	166	
Yogur natural	62	3,4	122	10

HUEVOS	Kcal	Proteína (g)	Calcio (mg)	Colesterol (mg)
Clara	48	11	14	
Huevo entero	162	13	55	504
Yema	368	16	140	1480

En cualquier dieta de mantenimiento partiendo de la dieta mediterránea explicada en el capítulo 2, en las dietas para adelgazar del 4 o para pacientes con diabetes en el 6, se puede utilizar y sustituir la proteína animal —generalmente en la comida y la cena— por quesos, huevos, cereales, legumbres y frutos secos. Pero sin duda el tofu y el seitán nos facilitarán la proteína necesaria, aunque hay otras alternativas que se detallan a continuación.

Pensando en dietas veganas estrictas que no utilizan ni miel, podríamos sustituir la proteína por otros alimentos sin recurrir al tofu ni al seitán. Por ejemplo: si en una dieta figuran 150 g de carne de ternera o buey y 150 g de pescado para todo el día, que representan 68 g de proteína pura y unas 550 kcal una vez cocinados a la plancha, podríamos realizar una sustitución para todo el día con:

20 almendras (25 g) = 155 kcal, 63 mg de calcio
y 5 g de proteína.

+

Queso desnatado (100 g) = 70 kcal, 140 mg de calcio
y 10 g de proteína

+

1 huevo = 162 kcal, 55 mg de calcio y 13 g de proteína.

+

Seitán (50 g) = 185 kcal, 70 mg de calcio
y 37 g de proteína.

(Si se sigue una dieta ovolácteovegetariana.)
O bien:

Tofu (100 g) = 76 kcal, 350 mg de calcio y
8 g de proteína.

+

Seitán (50 g) = 185 kcal, 70 mg de calcio
y 37 g de proteína.

+

Pan de centeno (60 g) = 144 kcal y 8-9 g de proteína.
(Si se sigue una dieta vegana estricta.)

Introduciendo estas variaciones en la dieta vegana para adelgazar, esta serviría para las personas ovolactovegetarianas. Para una dieta de mantenimiento ovolactovegetariana, fijándonos en la dieta vegana para adelgazar que hemos visto en *páginas anteriores, deberíamos incluir* frutas sin limitaciones, 3 lácteos diarios, *añadir quesos y huevos para completar* la ingesta de proteínas y de calcio teniendo en cuenta los valores de colesterol y triglicéridos.

En cualquier caso, como en la dieta mediterránea, la base han de ser los cereales, el aceite de oliva virgen, los frutos secos, las legumbres, con un aporte adecuado de calcio y proteínas, y las frutas, las verduras y las hortalizas del tiempo y en cantidad libre. Podemos aumentar nuestros telómeros y caminar hacia la inmortalidad.

Todas las religiones utilizan la dieta con un afán místico: los días de ayuno de alimentos de origen animal de la iglesia ortodoxa, la cuaresma católica, el ramadán, el kosher judío, el ayuno hindú o budista. Este capítulo pretende ayudar a dominar conceptos básicos de salud, aunque la dieta sea vegana continua o si es episódicamente vegetariana, ovolactovegetariana o vegana estricta.

La dieta es libre. Es un placer y podemos adaptarla a nuestro modo de vida evitando ortodoxias y discriminaciones.

6

Comer para sanar

Como profesional de la salud, ayudas a adelgazar a otra persona para que la obesidad deje de ser para ella la primera causa de cáncer y de muchas otras patologías, y lo intentas mediante dietas que le proporcionen salud.

Por eso, cuando relacionas ambos conceptos, longevidad y dieta, y los estudios te demuestran que ese camino es el idóneo para acercarse a la inmortalidad, se sublima el arte de la Medicina y esta no se limita —aun siendo algo importantísimo— a la prevención de enfermedades.

En esta importante «misión» lo primero que seguramente necesitamos es poner los pies en el suelo y tratar de curar o mejorar enfermedades que precisan un control dietético y que vamos a ir conociendo.

Con cualquier patología, cuyo tratamiento dietético específico veremos, nos podemos encontrar con que el peso es excesivo y se debe hacer una dieta de adelgazamiento, manteniendo unos parámetros de salud que a veces pueden ser más complicados al tener que adelgazar cuando se padece un trastorno. Por ello, en algunas enfermedades veremos dietas de mantenimiento y que tratan la enfermedad, y también dietas que permiten adelgazar sin alterar la salud.

Todo esto explica la importancia de la dieta y la nutrición en muchas enfermedades y que siempre se debe pensar como médico. Incluso con la estética tratas siempre con pacientes, no con clientes; curar, prevenir y ayudar han de estar en todo momento por encima de cualquier protagonismo o pretensión económica.

Hoy día, en la práctica, nos servimos del IMC (índice de masa corporal), aunque siempre ayuda realizar mediciones antropométricas (pliegues, medida del abdomen, así como el peso y la altura para poder determinar el IMC). Respecto a la cantidad de grasa, masa magra y agua, casi siempre, en personas sin patología, nos podemos ayudar de los parámetros estándar, muy adecuados para poblaciones sin déficits alimentarios o nutricionales graves.

Por ejemplo, una mujer trabajadora no sedentaria que camina unos 5 km diarios, con normopeso y una altura de 160-170 cm, posiblemente consuma entre 1.600-1.800 kcal diarias, que se pueden medir por calorimetría o con la ecuación de Harris-Benedict; aproximadamente serían 25-30 kcal × kg de peso (para un hombre de 70 kg, 2.100 kcal, y si hace ejercicio, 2.400 kcal /día).

En mi consulta, he tratado a dos amigas de la misma altura y peso: 170 cm y 68 kg. Una de ellas, atleta profesional y una talla 38, y la otra, administrativa y una talla 44, por lo que tenía que bajar unos 10 kg de peso para tener las tallas de su amiga. En tres meses lo consiguió. Esto nos explica los cambios de los compartimentos corporales según haya una mayor o menor proporción de masa exenta de grasa (*free fat mass*) o de masa grasa (*fat*).

Debido a esa composición diferente, sobre todo relacionada con la musculatura y la grasa corporal, podemos tener igual peso y altura pero una variación de tallas sorprendente. Es importante controlar que se «baja» de peso y cómo se baja, porque los resultados son muy diferentes. Siempre hay que preservar la masa ósea, muscular y los líquidos corporales e intentar perder sobre todo grasa.

El peso corporal se distribuye en compartimentos:

- La *masa exenta de grasa*: minerales + agua extravascular + agua intravascular + glucógeno + proteínas.
- El resto es *masa grasa*.

Lo que utilizamos para obtener energía se encuentra en los compartimentos grasa + glucógeno + proteínas.

Los porcentajes de grasa en hombres se mueven entre el 13 % y el 17 % en función de las etapas de su vida, y en las mujeres entre un 20 % y un 27 %. Con un hábito atlético y ejercicio 2-3 veces por semana, este porcentaje bajaría 3 puntos aproximadamente (hombres 10-13 % y mujeres 17-20 %). En todo caso, hay multitud de tablas, muchas de ellas médicas, que orientan al respecto y prácticamente los valores son muy similares en todas ellas.

Otra cosa es cuando se trata de enfermedades y nos movemos dentro de las deficiencias nutricionales o los síndromes específicos por déficits vitamínicos o los TCA (trastornos de conducta alimentaria), que obligan a una actitud terapéutica especializada y a exploraciones complementarias precisas.

En todo caso, volviendo a la práctica, en dietética médica debemos contemplar las necesidades mínimas de sustancias que nuestro organismo necesita. Siempre es importante la absorción que muchas sustancias tienen cuando están integradas en alimentos y, en cambio, su paupérrima absorción al tomarlas separadamente. Nuestro organismo necesita 9 *aminoácidos esenciales* (valina, lisina, metionina, leucina, triptófano, histidina, isoleucina, fenilalanina y treonina); *ácidos grasos* (linoleico y linolénico); todas las *vitaminas* (2*) (menos las que fabrica el cuerpo, que son la D3, la K y el ácido nicotínico o B3); y 14 *minerales* (zinc o selenio, entre otros).

Todas estas necesidades se cubren con una dieta normal. Por ejemplo, las carnes y los pescados tienen todos los aminoácidos, pero el veganismo obliga a obtenerlos de otros alimentos.

En todo caso siempre se realiza, como ya hemos visto, una historia clínica completa, con la identificación del paciente, el motivo de la consulta, la anamnesis, la exploración mediante aparatos y sistemas, una analítica que aportará toda la información necesaria y el diagnóstico con la opción dietética.

Con todo ello, ya podemos centrarnos en la enfermedad que presenta el paciente, así como en la obesidad o el sobrepeso asociados. Por ello hemos recordado las composiciones de los compartimentos del peso corporal y su modificación dietética idónea. Existen muchas enfermedades que tienen en la dieta su tratamiento básico, con medicación o sin ella. De ahí la importancia de este capítulo, donde sintetizamos lo esencial. La diabetes *mellitus* es la principal entidad patológica que debemos conocer por su gran afectación a nivel mundial (incidencia y prevalencia), pero también por su óptimo control y la posible prevención gracias a la dietética especifica de patologías graves asociadas.

Diabetes *mellitus*

La diabetes es una enfermedad que afecta a más del 5 % de la población mundial y que todos los médicos han de conocer y tratar, a pesar de que es una enfermedad compleja y que sus complicaciones, incluso con un tratamiento óptimo, pueden ser gravísimas.

Es importante que, además del tratamiento médico adecuado, la enfermedad se controle a nivel dietético ya que representa la primera causa de riesgo vascular tanto a nivel cerebral (embolias, infartos) como cardiovascular (infarto de miocardio).

Se encuentra asociada a síndromes, como el síndrome metabólico que representa un envejecimiento y al que preceden el sobrepeso o la obesidad.

Con el síndrome metabólico se asocian habitualmente la hipertensión arterial (HTA), el sobrepeso, el colesterol alto (hipercolesterolemia), la diabetes tipo II y el ácido úrico alto (hiperuricemia).

Mejorar o evitar que se desarrolle este síndrome es de máxima importancia en Medicina Preventiva, ya que disminuye la incidencia de las *enfermedades vasculares* que son la *primera causa de muerte* en el mundo.

La diabetes, tanto por sí misma como por sus asociaciones, es un gran problema de salud que hoy en día se puede controlar perfectamente para que cualquier diabético tenga una esperanza y una calidad de vida iguales que la población general. A esto ayuda decisivamente la dieta, si además podemos rodearla de patrones de dieta mediterránea que contribuyan también a aumentar la longitud y la salud de los telómeros, permitiendo así que mejore el estado inmunológico y la longevidad de quienes padecen la enfermedad.

La diabetes *mellitus* (DM) es una suma de síndromes caracterizados por la hiperglucemia (aumento de azúcar en la sangre) y la falta de insulina, que puede ser absoluta (DM tipo 1) o relativa (DM tipo 2). En el 90 % de los casos es DM tipo 1, y DM tipo 2 en el 10 % restante. En España, el 25 % de la población mayor de 70 años padecerá DM tipo 2. La incidencia aumenta claramente con la obesidad. Es como una epidemia que podemos evitar y controlar con una alimentación adecuada.

Cuando sube el azúcar (glucosa) en la sangre, el páncreas secreta insulina, que reduce los niveles excesivos y aumenta la formación de grasas y los depósitos de reserva en forma de glucógeno muscular y hepático. Como se muestra en esta figura:

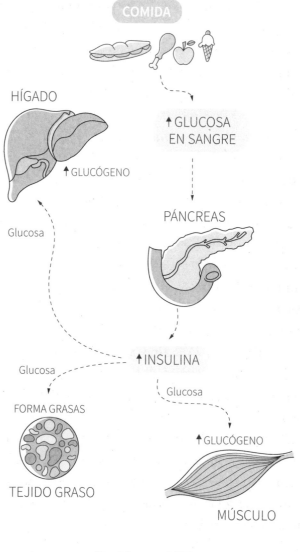

COMIDA

HÍGADO

↑ GLUCOSA
EN SANGRE

↑GLUCÓGENO

PÁNCREAS

Glucosa

↑INSULINA

Glucosa

Glucosa

FORMA GRASAS

↑GLUCÓGENO

TEJIDO GRASO

MÚSCULO

Dr. Llorenç 2020

Ahora vamos a abordar la diabetes *mellitus* en pacientes
que ya han sido diagnosticados y cómo podemos evitar las
complicaciones que produce, sobre todo en lo que concierne

a la principal, la microangiopatía diabética, una enfermedad que afecta a los capilares arteriales de muchas maneras: retinopatía (alteración de la visión), cardiopatía (arterias coronarias), nefropatía (arterias renales), afectación del sistema nervioso central y arteriopatías periféricas (primera causa de amputaciones no traumáticas de miembros).

Al control, además de la medicación, contribuye decisivamente la dieta, que en estos pacientes requiere dedicación y esfuerzo, ya que son tres los síntomas típicos de la diabetes: la poliuria (orinar mucho), que a su vez causa el segundo síntoma, la polidipsia (beber mucho por un aumento anormal de la sed), y la polifagia (comer mucho), un síntoma típico menos conocido y que no ayuda precisamente a mantener una dieta cuando se trata de perder peso.

Todos los servicios de endocrinología tienen sus dietas basadas en un contenido compuesto por un 50% de carbohidratos, un 20% de proteínas y un 30% de grasas. Siempre se intenta evitar las otras causas que agravan el riesgo de accidentes vasculares, como son la hiperlipidemia (aumentos del colesterol LDL, hipertrigliceridemia), la obesidad, el tabaco y la hipertensión, así como conseguir un control de la glucemia en la sangre adecuado. El arte de la dieta consiste en lograrlo todo con una dieta fácil, simple, placentera y lo más normal posible socialmente, a fin de que permita vivir de la dieta y no vivir para la dieta.

Introducir el ejercicio, preferentemente aeróbico y continuado (70% de frecuencia cardiaca máxima y unas tres horas semanales) para disminuir el riesgo de hipoglucemias, controlando si hay situaciones especiales, como por ejemplo una neuropatía periférica que afecte a la sensibilidad en las extremidades inferiores, o si existen problemas de visión evitando ejercicios violentos ante el riesgo de un desprendimiento de retina.

En todo esto es básico, sabiendo que el diabético es una persona normal, que sea prioritario todo lo que permita una vida social normal, tanto en la dieta como en el tratamiento, a fin de conseguir un seguimiento óptimo y por tanto efectivo.

Así pues, vamos a ver una dieta que nos ofrezca una alimentación sana, que se pueda individualizar, compuesta por un 50% de carbohidratos, un 30% de grasas y un 20% de proteínas. Una dieta mediterránea por varios motivos:

1. Prevención cardiovascular (2*, 3*).
2. Control de hiperglucemias.
3. Prevención de la obesidad (14*).
4. Aumento de la longitud de los telómeros (3*, 15*).

Dietas para personas diabéticas

Para intentar que la dieta se pueda elaborar con los recursos diarios, y dejar margen tanto a la elaboración como a la elección de las comidas diarias, me parece que la mejor manera es aconsejar dietas por grupos de alimentos.

Consisten en que cada ración de alimentos se puede cambiar por su complementario del mismo grupo. Después de las dietas, se detallan los 5 grupos y de ese modo se pueden sustituir las ingestas. Por ejemplo, en el grupo 2 (farináceos) veremos que 20 g de pan equivalen a 30 g de cereales sin azúcar o integrales, o que 40 g de pan pueden sustituir 30 g de arroz. De las muchas opciones de dietas para diabéticos, he escogido este tipo por la facilidad para individualizar la dieta y adaptarla. Os propongo varios tipos para poder perder peso cuando se engorda o cuando se aumenta o disminuye la actividad. Todos los diabéticos disponen de dietas, en su mayor parte ofrecidas por sus médicos de cabecera o procedentes de otros sistemas de salud, totalmente garantizadas, pero existen también pacientes que por olvido, desidia, situación física o socioeconómica no han tenido acceso a dietas de contrastada eficacia. Para todos ellos espero ser de utilidad ya que son de uso común a nivel hospitalario y asistencia primaria.

Dietas para la diabetes por grupos de alimentos

Dieta de 1.000 kcal

Habitualmente para adelgazar rápidamente o compensar excesos.

Desayuno

200 ml de leche desnatada. *Ver grupo 1.*
+ 40 g de pan. *Ver grupo 2.*

Media mañana

150 g de fruta. *Ver grupo 3.*

Comida

Caldo vegetal o de pollo poco graso, sin pasta.
Un plato de verdura y ensalada. *Ver grupo 5.*
100 g de carne no grasa. *Ver grupo 4.*
150 g de fruta. *Ver grupo 3.*
+ 20 g de pan. *Ver grupo 2.*

Merienda

150 g de fruta. *Ver grupo 3.*
O bien 200 ml de leche desnatada. *Ver grupo 1.*

Cena

Caldo vegetal o de pollo poco graso, sin pasta.
Un plato de verdura y ensalada. *Ver grupo 5.*
150 g de pescado blanco o huevos. *Ver grupo 4.*
150 g de fruta. *Ver grupo 3.*
+ 20 g de pan. *Ver grupo 2.*

Aceite

2 cucharadas soperas (20 ml) al día.

Dieta de 1.400 kcal

Habitualmente de mantenimiento para mujeres con poca actividad y normopeso.

Desayuno

200 ml de leche desnatada. *Ver grupo 1.*
+ 20 g de pan. *Ver grupo 2.*
+ 30 g de mermelada sin azúcar o queso desnatado.

Media mañana

40 g de pan
+ 30 g de jamón.

Comida

30 g de arroz o pasta.
O bien 100 g de patatas.
Un plato de verdura y ensalada. *Ver grupo 5.*
100 g de carne no grasa. *Ver grupo 4.*
150 g de fruta. *Ver grupo 3.*
+ 20 g de pan. *Ver grupo 2.*

Merienda

150 g de fruta. *Ver grupo 3.*
+ 40 g de pan. *Ver grupo 2.*
O bien 200 ml de leche desnatada. *Ver grupo 1.*

Cena

30 g de arroz o pasta, o bien 100 g de patatas.
Un plato de verdura y ensalada. *Ver grupo 5.*
150 g de pescado blanco. *Ver grupo 4.*
150 g de fruta. *Ver grupo 3.*
+ 20 g de pan. *Ver grupo 2.*

Antes de acostarse

200 ml de leche desnatada.

Aceite

2 cucharadas soperas (20 ml) al día.

Dieta de 1.200 kcal

Habitualmente para adelgazar o compensar excesos puntuales.

Desayuno

200 ml de leche desnatada con café sin azúcar o con
    sacarina. *Ver grupo 1.*

Media mañana

40 g de pan blanco o integral con tomate. *Ver grupo 2.*
30 g de jamón cocido o pavo.
150 g de fruta (manzana). *Ver grupo 5.*

Comida

Caldo vegetal (solo de verduras).
200 g de verdura (ensalada). *Ver grupo 3.*
100 g de bistec de ternera a la plancha. *Ver grupo 4.*
150 g de naranja. *Ver grupo 5.*
1 cucharada sopera de aceite de oliva.

Merienda

20 g de pan blanco o integral. *Ver grupo 2.*
25 g de queso desnatado (1 quesito en porción). *Ver
    grupo 1.*
1 infusión sin azúcar o con sacarina (manzanilla, té, tila,
    menta-poleo...).

Cena

Caldo vegetal (solo de verduras).
200 g de verdura cocida. *Ver grupo 3.*

150 g de pescado blanco a la plancha. *Ver grupo 4.*
150 g de manzana. *Ver grupo 5.*
1 cucharada sopera de aceite de oliva.

Antes de acostarse

200 ml de leche desnatada sin azúcar o con sacarina. *Ver grupo 1.*

Dieta de 1.500 kcal

Habitualmente para un mantenimiento estricto en mujeres y adelgazamiento en hombres.

Desayuno

200 ml de leche desnatada con café sin azúcar o con sacarina. *Ver grupo 1.*
20 g de pan blanco o integral. *Ver grupo 2.*
30 g de mermelada sin azúcar.

Media mañana

40 g de pan blanco o integral con tomate. *Ver grupo 2.*
30 g de jamón, lomo embuchado.
1 infusión.

Comida

Caldo vegetal (solo de verduras).
30 g de arroz hervido. *Ver grupo 2.*
200 g de verdura (ensalada). *Ver grupo 3.*
150 g de pollo a la plancha. *Ver grupo 4.*
150 g de fruta (manzana, mandarinas). *Ver grupo 5.*
1 cucharada sopera de aceite de oliva.

Merienda

100 ml de leche desnatada con café sin azúcar o con
sacarina. *Ver grupo 1.*
40 g de pan blanco o integral. *Ver grupo 2.*

Cena

Caldo vegetal (solo de verduras).
200 g de verdura cocida. *Ver grupo 3.*
200 g de patata cocida. *Ver grupo 2.*
150 g de merluza hervida. *Ver grupo 4.*
150 g de fruta (naranja).
1 cucharada sopera de aceite de oliva.

Antes de acostarse

200 ml de leche descremada sin azúcar o con sacarina.
Ver grupo 1.

Esta dieta se puede modificar con verduras, ensalada,
escalibada, champiñones o setas, sin limitación, y 2 cucharadas más de aceite que permite freír pescado azul 2
veces por semana. Y también, cada 2 veces por semana,
guisos.

Grupos de variaciones

GRUPO 1 (lácteos)

200 ml de leche desnatada se puede sustituir por:
2 yogures desnatados.
1 yogur natural.
150 g de queso de Burgos.

80 g de mató.

30 g de queso Emmental.

2 unidades de quesitos desnatados.

GRUPO 2 (farináceos)

20 g de pan se pueden sustituir por:

15 g de bastones de pan normal o integral.

15 g de pan tostado (tipo biscote).

30 g de cereales sin azúcar o integrales.

30 g de arroz se pueden sustituir por:

30 g de pasta (fideos, galets, pasta italiana...).

40 g de legumbres secas (garbanzos, habas...).

40 g de pan.

100 g de patatas.

120 g de guisantes frescos.

160 g de guisantes congelados.

GRUPO 3 (verduras)

Si se toma ensalada (50 g de lechuga + 50 g de tomate):

200 g de acelgas, espinacas.

200 g de berenjena, calabacín.

200 g de col, coliflor.

150 g de judía verde, puerros.

70 g de alcachofa, coles de Bruselas, zanahoria.

Si no se toma ensalada

300 g de acelgas, espinacas.

300 g de berenjena, calabacín.

300 g de col, coliflor.

200 g de judías verdes, puerros.

100 g de alcachofas, coles de Bruselas, zanahorias.

Verduras para consumir sin limitaciones

Champiñón, lechuga, escarola, endibia, espárragos, berros, tomate, pepino, apio, rábano, setas.

GRUPO 4 (carnes, pescados y huevos)

90-125 g ternera, buey, caballo.
¼ de pollo o conejo.
150 g de pescado blanco.
125 g de sepia, calamar o pescado azul.
1 huevo + 2 claras.
1 lata de sardinas o caballa (reducir el aceite).

GRUPO 5 (frutas)

Una pieza (150 g): naranja, manzana, melocotón, pera.
Dos piezas (150 g): albaricoque, mandarina, ciruela.
Un trozo grande: melón (200 g), sandía (500 g).
8-10 fresones, medio plátano,15 cerezas, 4 nísperos.

Consejos de alimentación saludable para diabéticos

1. Comer en horas regulares y repartir las comidas en 5-6 ingestas.
2. Comer todo mezclado como se quiera.
3. Beber 1 ½ litros de líquidos al día entre agua, bebidas sin azúcar con o sin cafeína, soda, gaseosa, infusiones o café.
4. Guisar y aderezar preferentemente con aceite de oliva virgen extra y pocas mantequillas, mantecas o margarinas.

5. No utilizar alimentos dietéticos.

6. Caminar al menos 1 hora al día.

7. Aderezar con especias, vinagre y zumo de limón o soja.

8. No utilizar azúcares, solo edulcorantes como sacarina.

Postres especiales

- Fresones con nata sin azúcar o con sacarina.
- Macedonia de frutas con zumo de uva.
- Piña o melocotón en su jugo.
- Manzanas al horno.
- Yogur de chocolate edulcorado congelado o caliente.

Salsas

Kétchup*, mostaza, mayonesa, alioli, tomate frito, vinagreta, salsa de limón o yogur, vinagre de Módena*, salsa de soja.

*Vigilar el contenido de azúcar o jarabe de glucosa. Elegir preferiblemente los que no llevan azúcares añadidos.

Al contar con una cantidad suficiente de aceite de oliva, conviene reservarlo para comer dos veces por semana de segundo plato pescado azul (boquerón, sardina, salmón), enharinado y frito en aceite de oliva virgen extra para conservar sus aceites. Asimismo, aunque todos los guisos son más calóricos, una parte importantísima de la alimentación consiste, como ya hemos insistido, en el placer de comer, por lo que dos veces por semana se deberían comer guisos. Bien cocinados, son muy sanos. Por ejemplo, un sábado si comemos un plato de paella (aceite de oliva, gambas, mejillones, guisantes, alcachofa, ajo y arroz), después, con las equivalencias, compensaríamos lo que hayamos comido. Si hemos comido más de 30 g de arroz, reduciría la patata de la noche.

Si no hace falta perder peso, dominando este tipo de dieta se puede realizar una vida social totalmente normal.

No quería dejar al margen a los diabéticos tipo 1 (insulinodependientes) que son grandes deportistas y que, con un control estricto, pueden hacer ejercicio al nivel más alto. He atendido a pacientes que, practicando deporte de élite y con diabetes tipo 1, querían perder peso en el periodo de descanso de sus campeonatos y lo han logrado. Aunque es algo factible, siento admiración por la fuerza de voluntad y el control necesarios para conseguirlo. Nuestros pacientes suelen dejarnos anonadados. Con ellos aprendemos a tratar lo difícil y a ayudarles a conseguir lo imposible.

Si la diabetes es una enfermedad frecuente, la HTA (*hipertensión arterial*) continúa siendo la *mayor causa evitable de enfermedad cardiovascular y de mortalidad por cualquier motivo tanto en Europa como en el resto del mundo* (16*).

Hipertensión arterial

Datos y cifras de la OMS

- La hipertensión (o tensión arterial alta) es un trastorno grave que incrementa de manera significativa el riesgo de sufrir cardiopatías, encefalopatías, nefropatías y otras enfermedades.

- Se estima que en el mundo hay 1.130 millones de personas con hipertensión, y la mayoría de ellas (cerca de dos tercios) vive en países de ingresos bajos y medios.
- En 2015, 1 de cada 4 hombres y 1 de cada 5 mujeres sufrían hipertensión.
- Apenas 1 de cada 5 personas hipertensas tiene el problema bajo control.
- La hipertensión es una de las causas principales de muerte prematura en el mundo.
- Una de las metas mundiales para las enfermedades no transmisibles es reducir la prevalencia de la hipertensión en un 25 % para 2025 (con respecto a los valores de referencia de 2010).

Nosotros vamos a contribuir a ello. Primero, conociendo por qué sucede, después, poniendo los medios dietéticos para prevenirla, y finalmente, explicándola y tratando de concienciar a las personas de nuestro entorno. La tensión arterial es la medida de la presión que ejerce la sangre en nuestras arterias. Habitualmente se mide en milímetros de mercurio (cuyo símbolo químico es Hg). Las arterias, a diferencia de las venas, se contraen y, según qué impulsos nos alteren, aumentan o disminuyen su diámetro y con ello aumenta o disminuye la tensión.

Siempre que se mide la tensión arterial se mide la frecuencia cardiaca: entre 50 y 80 latidos por minuto es normal en reposo, aunque por muchas circunstancias pueda variar. Con programas de detección en todo el mundo, se ha evidenciado que el 50% de personas con HTA no lo sabían, y que ello era independiente del nivel de renta. Esta situación es alarmante y desde hace largo tiempo en cualquier historia clínica de la especialidad que sea deben figurar las cifras de la tensión arterial.

Las cifras que marcan si una persona padece hipertensión arterial son actualmente las siguientes: presión arterial sistólica (PAS, la máxima) mayor o igual a 140 (o 14) y/o presión arterial diastólica (PAD, la mínima) mayor o igual a 90 (o 9), con medición en consulta médica.

Con estos valores conviene ir al médico de cabecera y seguir un control para establecer o no el diagnóstico.

Pocas cosas en Medicina están tan claras como que la hipertensión arterial se ha de tratar y controlar, y que todos los médicos pueden hacerlo, pero necesitan del cumplimiento del paciente.

La dieta puede evitar muchas de estas hipertensiones antes de su cronificación y de tener que tratarlas cuando ya están establecidas.

Al margen de la dieta, dos factores evitables que provocan HTA son el *tabaco* y las dietas con *mucha sal*.

Todas las dietas con una alimentación muy elaborada, con conservas, embutidos y comidas copiosas, tienen un contenido muy alto en sal, aunque no se utilice el salero en la mesa, ya que al igual que en la elaboración concentramos los sabores, también concentramos el contenido salino.

Todos los alimentos, hasta la manzana, tienen sal. De modo que no haría falta añadirla a ningún plato. Por eso cualquier dieta con poca sal (una dieta hiposódica) es beneficiosa para tratar la HTA.

La dieta mediterránea utilizada para adelgazar es hipocalórica, baja en grasas, y normoproteica, y si no se añade sal en la mesa, aunque se utilice moderadamente para cocinar, es la mejor y más rápida forma de bajar los valores de HTA, ya que aumenta la diuresis y ya de por sí es hiposódica al elaborar mínimamente los platos.

Así pues, *la dieta mediterránea hipocalórica es eficaz para reducir con rapidez la HTA.*

Consejos para bajar la tensión arterial mediante la dieta:

- No añadir sal en la mesa.
- Pocas conservas y embutidos.
- Utilizar pimienta y hierbas (romero, tomillo…).
- Dieta ligeramente hipocalórica.
- Todo lo que se parezca a la dieta mediterránea es beneficioso.
- Frutas y verduras.
- No comer salazones ni encurtidos.
- Pocas carnes elaboradas.
- Guisos suaves y poco salados.

Una HTA reciente presenta síntomas que se pueden objetivar como mareos, inestabilidad o dolor de cabeza. Sin embargo, cuando se lleva tiempo manteniendo unas cifras altas, el cuerpo se habitúa y prácticamente desaparecen los síntomas. De ahí la insistencia en controlar la tensión arterial secuencialmente a fin de intentar acotar este problema oculto.

En las tablas calóricas del capítulo 8, sobre la composición de los alimentos, se detallan las cantidades de sodio de los nutrientes a fin de poder evitar los que tienen una mayor cantidad del mismo.

En todas las visitas en la consulta tomo la tensión arterial del paciente, no solo como orientación de la dieta sino por delimitar pacientes, y eso me ha llevado en muchas situaciones a tratar la HTA excesiva y a contactar con su médico de cabecera o a iniciar un control y un tratamiento. En algún caso, las cifras eran tan altas, sin ningún síntoma del paciente, que me he visto obligado a realizar tratamientos urgentes y con medicación intravenosa cuando el paciente acudía por otras causas. Como hemos podido deducir, el mayor beneficio para la prevención y el tratamiento de la HTA (hipertensión arterial) sería, como hemos visto, seguir una dieta: mediterránea, hiposódica (baja en sal), hipocalórica o normocalórica y baja en grasas saturadas (véase el capítulo 4, «Consejos para adelgazar»). Cualquiera de las dietas de adelgazamiento y sus especificaciones para el mantenimiento, regulando la sal y las conservas, puede servir (11*, 16*).

Dislipemias (hipercolesterolemia e hipertrigliceridemia)

El colesterol y/o los triglicéridos altos tienen unas implicaciones en la salud muy importantes a medio y largo plazo, por lo que resulta de gran ayuda mantener estos lípidos con unos niveles normales.

Un exceso de colesterol VLDL y LDL va acumulando depósitos en arterias y pronto las de menor calibre comienzan a dar síntomas a nivel cerebral (por formación de ateromas, aterosclerosis) o a nivel cardiaco (angina de pecho o infarto agudo de miocardio).

El término dislipemia hace referencia a todos estos trastornos del metabolismo lipídico (grasas). Que esta dislipemia tenga características «familiares» no quiere decir que no se deba tratar con fármacos y dieta si es necesario.

El colesterol se encuentra en los animales: huevos, leche, carnes, pescados, etc. Tienen colesterol, pero este es mucho más abundante en los alimentos animales con más grasas saturadas:

Leche entera y derivados (quesos, mantequillas, margarinas...).

Cerdo y derivados (embutidos, carnes elaboradas, mantecas...).

Pastelería y bollería, sobre todo la industrial, que utiliza grasas o aceites más saturados, si bien en la actualidad se ha mejorado mucho (cada vez se usa menos aceite de palma y grasas trans o ácidos grasos parcialmente hidrolizados). Con todo, a pesar de ello, requieren utilizar mantequilla, manteca y lácteos enteros que, aunque sean saludables, se deben evitar para tratar la dislipemia. Las grasas que se utilizan en las grandes empresas de alimentación rápida propician tanto su reducción de precio como un riesgo para la salud. Se debe legislar con el objetivo de que se informe de las grasas utilizadas y de su tiempo de utilización. Esa transparencia es necesaria para poder decidir consumir o no un alimento.

Tienen menos colesterol la leche desnatada y todos sus derivados, como quesos frescos, mató, queso de Burgos, yogures y embutidos o derivados cárnicos con poca grasa saturada como el jamón serrano (que tiene cerca de un

46 % de ácido oleico), el lomo embuchado y otros embutidos poco grasos.

Dentro de las grasas animales, el pescado azul presenta una composición de grasas omega 3 que son beneficiosas, y aunque no bajan el colesterol total sí mejoran la proporción por el aumento de HDL que es un colesterol protector, el que llamamos «bueno», y por tanto una disminución del colesterol LDL, más nocivo.

En pastelería y bollería todo lo que no se elabora con productos animales (huevos, mantequilla o leche entera) puede no tener colesterol. Por ejemplo, los churros, las magdalenas elaboradas con aceite, y muchos postres que se elaboran con harina, aceite, leche desnatada y clara de huevo. En el capítulo 8 se indica la cantidad de colesterol en 100 gramos de todos ellos.

Por tanto, en animales o sus derivados, los de más contenido en grasas saturadas son los que más influyen en las alteraciones del colesterol total, el LDL, el VLDL, y en la trigliceridemia.

Cuando hablamos de colesterol, siempre se mencionan los alimentos que lo bajan, pero ello no es realmente cierto. Sí que hay alimentos que pueden mejorar la dislipemia al mejorar la parte del colesterol total que es beneficiosa.

Colesterol total (Col. T)= Col. HDL + Col. VLDL + Col. LDL

Si aumentas la fracción de colesterol HDL, reduciendo así las fracciones nocivas de LDL y VLDL, estarás mejorando mucho la dislipemia, aunque no haya disminuido el colesterol total, y en esto sí que puede ayudar el aceite virgen de oliva, el vino tinto (consumo moderado), el pescado azul y los frutos secos.

Todo ello y otros factores, como una práctica deportiva habitual, ofrecen también protección cardiológica óptima.

Se llevó a cabo un estudio que no se pudo concluir debido al riesgo al que se sometía a una parte de la población voluntaria con infarto previo y una dieta sin grasas, respecto al mismo número de voluntarios con infarto previo y una dieta mediterránea con grasas. Los resultados previos, hasta que se detuvo el estudio, mostraban, frente a sucesos graves cardiacos, una protección en el grupo de consumo de grasas mediterráneas (pescado azul, aceite de oliva virgen y frutos secos) un 30% mayor en el primer año que en el grupo de voluntarios con una dieta sin grasas de ningún tipo. Los pacientes del grupo sin grasas incumplían más frecuentemente la dieta. No se pueden sacar conclusiones científicas pero los datos son claros (2*).

La medicación que se utiliza para prevenir un segundo infarto o un episodio grave cardiológico da una protección entre el 28-32%, y posiblemente el 30% se puede conseguir incluyendo, en un contexto de dieta mediterránea, las grasas de estos alimentos: aceite de oliva, pescado azul y frutos secos.

Respecto a los triglicéridos, pueden aumentar por los mismos motivos que el colesterol, pero también por sobrepeso, un consumo excesivo de azúcares y carbohidratos y alcohol. Los triglicéridos altos pueden causar problemas cardiacos y en valores altos una pancreatitis aguda.

El control lo proporciona una dieta mediterránea con poca grasa saturada, sin excesos de carbohidratos ni de azúcar o alcohol, hacer deporte y evitar comer en exceso, aunque sean alimentos sanos, ya que de la fracción de alimento en exceso no consumido una parte se convierte en grasa. Por eso también se puede ver hipertrigliceridemia en veganos estrictos (si bien es algo menos frecuente), cuando comen en exceso.

Estas dislipemias son muy frecuentes y están relacionadas con la obesidad, el hipotiroidismo, la diabetes y el hábito de fumar. Por ello se cuentan entre los factores que más influyen en la primera causa de muerte a nivel mundial, la enfermedad vascular (cerebral y cardiaca), y conviene tenerlo muy presente por ser algo fácilmente controlable y un gran paso a nivel preventivo.

En este libro, la dieta mediterránea forma parte casi sin quererlo de casi todos los tratamientos preventivos, por no hablar además del alargamiento telomérico y la longevidad. Unos datos y una recomendación de la OMS nos acaban de situar:

- *17,5 millones de personas murieron en un año por enfermedad cardiovascular.*
- *Más del 80 % de los infartos de miocardio y de los accidentes cerebrovasculares prematuros se pueden prevenir.*
- *Hay que fomentar el consumo de frutas y verduras.*

Habitualmente se procuran consejos dietéticos para orientar a los pacientes y situar la prevención.

Dietas para disminuir los triglicéridos

- Hacer deporte y mantener el peso ideal o IMC en 23-25.
- Evitar comidas copiosas.
- Disminuir el consumo de azúcares y de dulces como caramelos o golosinas, de miel y de alcohol.
- Comer habitualmente verduras ensaladas y frutas.
- Ingerir lácteos desnatados.
- Huevos: máximo 1-2 yemas por semana.
- Pocas carnes grasas, como cordero o cerdo.
- Se puede comer pan, arroz, pasta, legumbres, patatas, siempre controlando el peso y sin añadir grasas animales, con poca sal en la elaboración y ninguna en la mesa.

Dietas para disminuir el colesterol

Los mismos consejos anteriores, y una especial atención a:

- No consumir grasas saturadas de origen animal.
- Consumir grasas de origen vegetal: aceite oliva, girasol o pescado azul.
- No comer carnes grasas salvo 1-2 veces por semana. Preferentemente carne de ternera, pollo, conejo y pescado blanco.
- Yemas de huevo; solo 1-2 por semana.
- Nada de alcohol salvo 1 copa de vino de calidad por día.
- Frutos secos: 5-6 piezas por día.

- No consumir vísceras o embutidos.
- No consumir aceites de coco, de cacahuete ni de palma, sobre todo los refinados o reutilizados.
- No consumir bollería industrial o elaborada con grasa animal.
- No consumir chocolates o dulces con yema o natas de leche entera.
- En sopas, cremas y otros preparados, evitarlos si la composición lleva grasas animales, parcialmente hidrogenadas o de palma.

Alergias e intolerancias alimentarias

La diferencia entre la intolerancia y la alergia alimentaria es muy importante, sobre todo porque las alergias pueden ser graves e involucrar al sistema inmunitario y, en algunos casos, crear una urgencia médica a veces con riesgo para la vida. Las intolerancias, aunque molestas, son una enfermedad leve.

Las alergias alimentarias y medicamentosas forman parte de la historia clínica de todos los pacientes de cualquier servicio médico, y se necesita ofrecer a estos pacientes una información muy personalizada por los alergólogos, precisando en los casos más extremos llevar medicaciones, como la adrenalina, siempre que se viaja.

El porcentaje más alto de estas situaciones se solucionan con antihistamínicos orales. Esporádicamente, si se acude a urgencias, con un antihistamínico inyectable y/o un corticoide se controlan el 90 % de estas situaciones.

Como vemos, las alergias son una patología importante que implica la obligación de que en todas las etiquetas figuren los alimentos más alérgicos. Así, debe informarse por ley del contenido en alérgenos, aunque sea mínimo, ya que las alergias son dosis independientes (con una mínima cantidad puede precipitarse una alergia fuerte). También se debe incluir si hay sulfitos y dióxido de azufre.

Alérgenos

Cereales que contienen gluten, como trigo, cebada, espelta, avena, centeno, kamut, sésamo, crustáceos, frutos secos y de cáscara, huevos, leche y derivados, cacahuetes, altramuces y apio, mostazas, pescados, moluscos y soja.

Intolerancia a la fructosa y el sorbitol

La fructosa es el azúcar de las frutas y algunas verduras. El sorbitol es un alcohol azucarado que tienen algunas frutas pero se obtiene de las algas. Ambos se utilizan como edulcorantes. El sorbitol (E-420) se utiliza en la industria como espesante y por ello está en un gran número de productos:

- Zumos edulcorados, productos para diabéticos y medicamentos.
- Galletas dietéticas.
- Chicles.

- Bollería industrial, galletas.
- Dentífricos.

Muchas personas notan los síntomas de la hinchazón abdominal, porque al ser la fructosa y el sorbitol de uso tan frecuente como edulcorantes y formar parte «natural de frutas y verduras», ya de por sí alimentos con un alto contenido en fibra y por tanto flatulentos, es fácil ingerirlos en una dosis importante.

Aunque no se tenga una intolerancia alta, se pueden padecer tanto abdominalgia como deposiciones explosivas de forma puntual, sin que ello implique ninguna intolerancia crónica.

En general, evitar grandes cantidades de fructosa y sorbitol favorece un estado digestivo óptimo.

Alimentos con un alto contenido en fructosa o sorbitol son las frutas en general, las verduras, sobre todo las más «dulces» como cebollas, remolacha, tomate o zanahoria, los cereales, la bollería (conviene cerciorarse de su contenido en fructosa o sorbitol), los preparados lácteos edulcorados o con frutas, los zumos y las bebidas con fructosa o sorbitol, que habitualmente son las muy elaboradas, lo mismo que los embutidos y las salchichas tipo fránkfurt, las legumbres y las salsas (que no sean caseras). Por el contrario, no presentan ese problema los siguientes alimentos: arroz, patatas, pasta y pan (no integrales), carnes, pescados, todo tipo de bebidas y lácteos que no contengan fructosa ni sorbitol y las salsas caseras se pueden tomar.

Los test de intolerancia no sirven para diagnosticar estos tipos de intolerancia. Lo más importante es que, con los síntomas, se consulte al médico de cabecera, al médico de dietas o al digestólogo para hacer el diagnóstico, que en muchos casos será clínico o se apoyará en el control y la supresión de alimentos escalonadamente.

Intolerancia a la lactosa

Igual que la intolerancia anterior, la intolerancia a la lactosa puede ser secundaria a una gastroenteritis y a otros procesos que suelen ser reversibles y que, en cuanto desaparecen, también lo hace con ellos la intolerancia.

En el caso de la intolerancia a la lactosa, un 75 % de los casos en que es permanente tiene un origen genético y se explica por una deficiencia de lactasa.

La lactasa es una enzima que rompe la lactosa (no absorbible) en otros dos azucares absorbibles, la glucosa y la galactosa. Este déficit provoca unos síntomas parecidos a otras intolerancias (hinchazón abdominal, a veces diarreas, flatulencias), pero más intensos.

El diagnóstico corresponde al digestólogo mediante analíticas que pueden detectar la lactosa en la orina, la sangre y el aliento.

El tratamiento es dietético evitando alimentos y compuestos o medicamentos que contengan lactosa. A veces se deben tomar suplementos de calcio ya que debemos evitar:

- Todos los tipos de leche y derivados. Los niños lactantes, a veces tras una gastroenteritis, pueden tener momentáneamente una intolerancia a la lactosa que impide incluso darles de mamar, pero que se resuelve en cuanto se normaliza la agresión intestinal.

- Fármacos con lactosa de excipiente.
- Muchísimos pasteles, helados.

Por otra parte, hay que vigilar todos los alimentos pre-cocinados, panes, chocolates, muchas salsas preparadas...

Hoy día tenemos un buen aporte de calcio en bebidas y yogures de soja y frutos secos, sobre todo almendras. Y existen un buen número de preparados lácteos sin lactosa que son muy adecuados.

Intolerancia al gluten (celiaquía)

Si hay algo complicado de evitar, eso es el gluten. Por suerte existen test personales e inmediatos que se pueden utilizar incluso en la comida de un restaurante. Tienen una alta fiabilidad y ayudan a llevar una vida normal a un tipo de paciente que no suele ser comprendido ya no solo por la sociedad sino incluso por las personas de su entorno familiar y social.

Yo soy médico, no filósofo, y si un paciente sufre siempre es algo real y debo poner todo de mi parte para curarle.

A veces, en medicina, enfermedades que atribuías a estados de hipersensibilidad o psiquiátricos se siguen estudiando y siempre se descubren las causas y los mecanismos de biología molecular, nanomolecular, de naturaleza bioquímica o fisiológica que lo explican, y te rindes a la evidencia.

Esto es muy posible que suceda con la celiaquía, una enfermedad autoinmune por intolerancia al gluten que impide la absorción de nutrientes. Según apuntan algunos estudios, parece ser que está infradiagnosticado en el adulto y su detección con las pruebas correspondientes podría ser la punta del iceberg no solo de la intolerancia al gluten, ya que otras enfermedades además de la celiaca tendrían el mismo origen: dermatitis herpetiforme, neuropatía periférica y ataxia.

La enfermedad presenta síntomas parecidos a todas las intolerancias alimentarias; hinchazón abdominal, flatulencias, erupción cutánea, diarreas... Pero también puede motivar retrasos del crecimiento o anemias.

El diagnóstico médico se hace por la clínica y el análisis de anticuerpos específicos y si es necesario una biopsia intestinal, aunque se confirma con la analítica y la mejoría de los síntomas al dejar de consumir gluten.

Lo que el celiaco debe evitar para siempre es el trigo, y tal como hemos comentado es difícil, y más si complementamos sus derivados con los múltiples usos del gluten en la alimentación y hasta en cremas.

En todo caso, cada vez hay más alimentos para celiacos, lo que supone aumentar las opciones y normalizar una patología cada vez más frecuente en adultos.

Alimentos que contienen gluten: trigo, espelta, kamut, cebada, centeno y avena.

Alimentos que no contienen gluten: arroz, trigo sarraceno, sorgo, quinoa, mijo, maíz, amaranto.

Pero todo esto, tan aparentemente simple, se complica, puesto que también se puede encontrar gluten en alimentos tradicionales como las tartas, el pan, la pasta, la pastelería o el pan rallado. Y en los elaborados con harina, masas, levadura para hornear, el cuscús... Incluso en productos

cárnicos, salsas, sopas, alimentos enharinados, galletas o
bollería, sémolas, féculas, hamburguesas, salchichas, condi-
mentos, salsa de soja y en todos los platos que contengan
harina o almidón. Y también en aditivos y/o excipientes:
colorantes, espesantes, aglutinantes...

Desnutrición, anorexia y bulimia

Desnutrición

Frecuente en países en vías de desarrollo, donde no se
puedan obtener macronutrientes, sobre todo proteínas, y
por eso muchas personas tienen un peso y un IMC por
debajo de lo normal. Sin embargo, también aquí se ve
desnutrición en enfermedades asociadas con pérdida de
apetito, en ancianos y niños hospitalizados y en trastornos
de la conducta alimentaria.

La desnutrición más frecuente en el mundo se debe a
la falta de alimentos por hambrunas o por una escasez
continuada de proteínas, carbohidratos y grasas. La pérdida de peso evoluciona hacia la muerte en muchos casos
(kwashiorkor, marasmo). Sigue siendo, hoy día, un gran
desafío evitar que millones de niños pasen hambre, pero
no es un asunto prioritario para muchos países desarrolla-
dos y solo algunas asociaciones benéficas luchan por conseguirlo.

La deficiencia de micronutrientes o vitaminas es más
frecuente en nuestro entorno y provoca patologías como
el raquitismo por falta de vitamina D o el beriberi por
falta de tiamina.

La falta de hierro puede producir anemia, la de flúor, caries, la falta de calcio, osteopenia y osteoporosis, la de yodo, bocio, la de zinc, dermatitis y diarreas, y la falta de selenio, problemas cardiacos. En las tablas de composición de alimentos se detalla el contenido de micronutrientes de todos ellos.

Con una alimentación proporcionada, esta situación de desnutrición grave es rara. Pero los TCA (trastornos de la conducta alimentaria) siguen en aumento. Cuesta asimilar que mientras en ciertas zonas del mundo se lucha por comer, en otras se lucha por no hacerlo.

Con los TCA nos referimos a la *anorexia* y a la *bulimia*, aunque también se ven nuevos trastornos como la *vigorexia*, que es una preocupación patológica por el estado físico a través de una ingesta excesiva de proteínas; la fobia caracterizada por padres que restringen la alimentación a sus hijos por miedo a la obesidad; la tríada de la mujer deportista, que afecta más a atletas de alta competición con alteración alimentaria y amenorrea secundaria por hipoestrogenia y osteoporosis. Sobre todo en deportes en los que cualquier cambio muscular o el aumento de un solo kilo suponen perder una décima o un centímetro de marca. Tiene un tratamiento muy difícil, ya que pasa por reducir la actividad física y por tanto dejar de ser una deportista de primer nivel.

Anorexia nerviosa

Es una patología grave con cerca de un 5 % de mortalidad, aunque hoy día se consigue curar en un 75 % de casos. Afecta sobre todo a adolescentes de sexo femenino (menos de ⅓ de hombres) y muchas veces tiene comorbilidad con enfermedades psiquiátricas. Hace unos años se pensaba que la relación maternofilial era importante, como también el físico impuesto por la moda. En la actualidad, se considera que la relación con la comida a nivel familiar y personal es importante, y también, entre otros factores, influyen en la patología la baja autoestima y el carácter perfeccionista.

A partir de unos test muy estandarizados se llega al diagnóstico de anorexia si se cumplen cuatro criterios:

1. Rechazo a mantener el peso corporal mínimo normal.
2. Miedo a ganar peso y a la obesidad, incluso estando por debajo del peso mínimo normal.
3. Alteración de la percepción somática. La persona se ve gorda aun cuando está excesivamente delgada.
4. En mujeres, amenorrea (falta de menstruación) durante al menos tres ciclos consecutivos.

Algunos pacientes comen grandes cantidades y vomitan o utilizan diuréticos o purgantes. Otros en cambio observan la mínima ingesta posible continuadamente. De una u otra manera, la enfermedad va progresando y agravando tanto las relaciones sociales como la confianza de la propia persona en ella misma, con la desnutrición todo empeora, y la irritabilidad patente impone una soledad en que la única preocupación es el peso y habitualmente la forma de gastar calorías con una actividad física alta.

Con el comienzo de las alteraciones metabólicas, la situación va llegando a un límite que precisa un ingreso en un centro adecuado o una actuación médico-psiquiátrica que evite la derivada autolítica (el suicidio).

Recuerdo a una paciente que en 2 años consiguió superar su anorexia nerviosa y en la actualidad (8 años después) todavía mantiene el peso y, ejerciendo de profesora personal en un gimnasio y de esteticista, es feliz. Cuando dejó las visitas semanales tenía un IMC de 18 (160 cm y 47 kg), aunque en la primera visita su IMC de 14 indicaba anorexia extrema (160 cm y 36 kg). Neus todavía no come chocolate.

Recomiendo a cualquier paciente que, si está demasiado preocupado/a por el peso, haciendo excesivo ejercicio, reduciendo lo que come y con muy bajo peso, busque consejo médico para evitar los graves perjuicios para la salud que puede traer consigo la anorexia nerviosa, y que pueden ser los siguientes:

- Disminución de los leucocitos y afectación en el estado inmunológico con un aumento de infecciones en número y en gravedad.
- Problemas cardiacos por déficit de potasio (hipopotasemia favorecida por los diuréticos y los vómitos) y falta de musculatura.
- Convulsiones debido a la falta de líquidos por pérdida de laxantes o vómitos que pueden llevar a una deshidratación grave.

Las alteraciones endocrinas más significativas son:

- Hipotiroidismo.
- Osteoporosis.

- Amenorrea.
- Aumenta GH con IGF-1 baja y aumenta el cortisol.
- Baja insulina y glucosa en ayunas, tolerancia anormal a la glucosa.

Tratamiento

Es multidisciplinario, psiquiátrico, psicológico y endocrinológico, con la necesidad de que el paciente aumente su peso y afiance los criterios que le permitan no volver a perderlo, algo muy frecuente por desgracia.

En valores menores al 75 % de su peso óptimo, se requiere hospitalización para iniciar sin riesgos el tratamiento médico y nutricional.

Los grupos de apoyo psicológico, el tratamiento farmacológico, el aislamiento en centros especializados durante la fase aguda, el posterior control estricto de las comidas en centros de día y el soporte psiquiátrico son las bases para conseguir la curación.

En estos casos, la dieta debe aportar todos los nutrientes en déficit, debe ser hipercalórica aunque con un control de las grasas saturadas para evitar un rechazo todavía mayor del paciente, y varias ingestas diarias con control de deposiciones y diuresis o vómitos.

Los pacientes deben comer de todo, en poca cantidad y con un contenido muy calórico, aunque se han de respetar gustos y aversiones si no son totalmente ilógicas.

Recuerdo que en pleno junio, una paciente me comentó: «Puedo cambiar la merienda, es que ya no la encuentro. He acabado con las reservas de turrón de jijona de mi abuela y no venden». Nos reímos porque iba mejorando sin cambiar nada de su dieta, cuando el turrón es un alimento típico de Navidad que nadie compra durante todo el año. Son almendras molidas y azúcar o miel, con un contenido altamente calórico, pero muy sano. Le pedí que para la siguiente semana me trajese tres meriendas posibles para escoger. Por supuesto trajo tres escalas de composición de alimentos con el contenido en calcio, calorías, proteínas, grasas y carbohidratos, sin especificar el nombre del alimento, y me pidió que yo decidiera guiándome por la composición más apropiada. El que más me gustó era el segundo, pero era... ¡helado de chocolate!, y ella no se veía capaz de comerlo, aunque en calorías los tres eran similares. Al final elegimos un yogur desnatado con dos plátanos y azúcar. Escribo esta pequeña experiencia para que veáis que esta enfermedad se puede curar, que no hay que desanimarse nunca con enfermedades tan duras en gente joven, y que la relación médico-paciente siempre debe ser veraz. Los pacientes de anorexia son inteligentes y lo saben todo de calorías y composición de alimentos (17*).

Un paciente de 18 años acudió acompañado de su padre, una persona enamorada del deporte. Eran familiares de un compañero médico que me previno: «El chaval es un atleta de élite en ciclismo, y ahora lo fichan para profesional, pero le ha cambiado el carácter y el otro día se levantó en la comida y lo encontraron vomitando». Para la exploración preferí quedarme a solas con él, con el padre en la sala de espera. Era una anorexia nerviosa en un paciente que con 6 años había sido operado de un tumor cerebral. En las dos siguientes sesiones semanales pude conocerlo un poco más y creo que pude ayudarlo, aunque le envié a un servicio especializado para el ingreso hospitalario.

Al padre le comenté con tristeza: «A tu hijo no le gusta el ciclismo, lo hace por ti». Ante su incredulidad, incluso se enfadó conmigo, le expliqué el diagnóstico de anorexia nerviosa, así como el tratamiento que recibiría, y le consolé un poco diciéndole que cuando existe una causa externa es más fácil ponerle remedio. Con los años supe que así fue.

Seguro que el episodio tan duro que superaron en la infancia del joven tuvo alguna influencia. Tal vez por sobreprotección o por una culpabilidad injustificada al provocar sufrimiento, el caso es que un problema del padre (vigorexia y/o fobia a la obesidad de los hijos) puede influir negativamente en los trastornos de conducta alimentaria de los hijos.

Nunca puedes olvidar, como médico, quién es el paciente, y debes intentar su curación por encima de todo.

Bulimia

Es un síndrome que se caracteriza por:

1. Preocupación excesiva por el peso.
2. Episodios en los que se consumen cantidad de alimentos de manera compulsiva y que llevan a compensar, mediante diuréticos y laxantes pero sobre todo con vómitos forzados, para no engordar y disminuir el sentimiento de culpabilidad.
3. Pérdida del control de la ingesta en estos episodios.
4. Los episodios ocurren al menos dos veces por semana durante tres meses.

Frecuentemente la bulimia lleva a una situación de obesidad, aunque no siempre, pero, a diferencia de la anorexia, debemos cuidar sobre todo los trastornos esofagogástricos.

El tratamiento, algo más efectivo que con la anorexia nerviosa, pasa por la modificación de los hábitos alimentarios, la terapia conductual y el tratamiento farmacológico. (17*)

En un libro de divulgación en el que las dietas, sobre todo la dieta mediterránea y su implicación en la longevidad, son lo más importante es necesario tener muy presente que, por desgracia, hay enfermedades como las que hemos visto, incluidas algunas intolerancias, que nos alejan de una ingesta saludable. Esta ingesta a base de alimentos sanos —que hacen crecer nuestros telómeros y nos proporcionan un estado inmunológico óptimo, además de la energía para vivir más y con más calidad y al máximo de nuestras posibilidades— a veces se trunca porque patologías complejas nos impiden absorber, tolerar o incluso comer esos nutrientes.

Dieta y cáncer

Cuando te realizan un tratamiento de cáncer, se está luchando, tanto con la quimioterapia como con la radioterapia, para que unas células neoplásicas dejen de dividirse y mueran. La alimentación tal como la intentamos explicar sirve para lo contrario: hacer que las células vivan más. Los tratamientos contra el cáncer son oxidantes y una dieta sana debe incluir muchos antioxidantes.

Actualmente, además de la cirugía, la quimioterapia y la radioterapia, se utilizan otros tratamientos hormonales e inmunológicos que pueden mantener el apetito y reducir las náuseas y los vómitos. Las combinaciones de terapias son habituales para vencer esta enfermedad, tan cruel que las células tumorales se dividen con rapidez «indefinidamente» porque sus telómeros se van reconstruyendo debido a que sus células mantienen la actividad de la telomerasa, que va aumentando y reparando telómeros, lo que convierte esas células en inmortales. Por eso algunos tratamientos intentan evitar estas divisiones y así propiciar la muerte de las células cancerígenas.

Hemos de tener en cuenta algunos aspectos. Uno de los prioritarios es que la comida proporciona placer y durante los tratamientos, ya sea por sentir náuseas, por la anorexia frecuente o por un estado depresivo, el apetito no siempre es normal. De modo que, cuando se tienen ganas de comer, se impone comer lo que más apetezca, que quizá sea lo mejor. El problema muchas veces es que se coma algo. Por ello no se debe restringir, salvo en caso de necesidad, el placer de comer lo que apetezca. Con esta salvedad, vamos a proponer en este apartado una serie de consejos.

Antes y durante el tratamiento del cáncer

Si no se tienen problemas para comer, conviene preparar comidas fáciles y reservarlas en envases herméticos. Conviene igualmente optar por alimentos con proteínas y fáciles de digerir. Los mejores son lácteos, quesos, yogures, huevos, pollo, conejo y mariscos.

Si no se tiene apetito al empezar con los tratamientos, lo mejor es hacer pequeñas comidas al día y con más frecuencia. Conviene que sean fáciles y para eso sirven los sándwiches de jamón dulce (york) y queso, o los bocadillos de pan con tomate y jamón serrano y todos los que apetezcan. Conviene asimismo que aporten proteína, para lo cual sirven las conservas de pescados, los embutidos, el huevo con salsas y los quesos. Las bebidas con chocolate y los zumos son esenciales en esta fase, así como muchos líquidos. Si cuesta ingerirlos, lo mejor es hacerlo con pequeños sorbos, frecuentemente, de las bebidas que más apetezcan.

Los caldos y los purés también pueden venir bien. Conviene prepararlos y cocinarlos previamente para congelarlos y utilizarlos cuando apetezcan. No hemos de olvidar que los caldos poco calóricos, o de proteína seca y no fresca, no interesan, ya que intentamos aportar nutrientes y calorías en cantidad para que se puedan ingerir con el mínimo esfuerzo. Las bebidas pueden contener muchas calorías, como los batidos de chocolate o lo que, en las clínicas oncológicas, llamamos «nutronas» (leche de almendras). Los turrones y todo tipo de pastelería y bollería pueden ayudar, aunque lo más adecuado es la inclusión de proteína (carne, pescado, huevos, marisco, pollo, conejo, incluso hígado y riñones) que hemos comentado.

Consultando las tablas de composición de los alimentos (véase el capítulo 8) se pueden encontrar alimentos con proteína animal o vegetal y combinarlos para construir nuestra dieta.

Siempre que pienso en lo que solicitaban más los pacientes oncológicos, me acuerdo de los sándwiches de pan de molde untado con mantequilla y lonchas de jamón dulce y queso (también pueden ser de pavo o jamón del país o de sobrasada con queso) y calentados en la sandwichera. Los batidos de plátano, o dos plátanos chafados con azúcar, la leche de almendras, los zumos, la gelatina, los yogures y los helados nunca podían faltar. Los alimentos muy dulces o agrios (zumo de limón) ayudan a salivar y evitan la sequedad de boca, algo frecuente en muchos de los tratamientos.

Por desgracia, existen circunstancias especiales como las diarreas, los vómitos o la mucositis (si bajan las defensas) que hay que tratar de manera diferente; se quita la fibra y se aumenta la cantidad de líquidos, pero limitándolos a zumos sin pulpa, aguas bicarbonatadas y agua. En el caso de la mucositis, para evitar las aftas bucales se debe hacer dieta sin alimentos crudos, todo cocinado y sin embutidos ni quesos.

Cada situación especial se debe tratar por el oncólogo, ya que algunas situaciones van asociadas a otras complicaciones, como la esofagitis con la mucositis.

Después del tratamiento del cáncer

Una vez se han concluido los tratamientos, podemos encontrar un paciente con normopeso o, algo frecuente, con sobrepeso, con lo cual la dieta mediterránea que utilizaremos será diferente en calorías.

El sobrepeso no se aconseja y la obesidad se considera la primera causa de cáncer, por mantener una inflamación crónica, no solo en músculos y articulaciones sino también en todos los órganos diana como el riñón, el hígado y el corazón. Nuestro primer objetivo ha de ser reducir ese sobrepeso y evitar la obesidad, proporcionando, a la vez, una nutrición completa, restaurando el déficit muscular, eliminando las grasas excesivas y manteniendo una buena hidratación, y todo ello con la mayor variedad posible de alimentos placenteros. A ello nos ayudará en gran medida el deporte. ¡Sí!, el deporte es óptimo tras el tratamiento, cuando el oncólogo lo aconseje, y por ello todas las asociaciones del cáncer y los departamentos de sanidad de todos los países editan publicaciones gratuitas disponibles en todos los formatos para adecuar el deporte a todos los tipos de cáncer.

Hay muchos estudios que no solo aconsejan la actividad física para combatir el aumento de peso y mejorar la calidad de vida, sino también para mejorar la probabilidad de supervivencia con menos recurrencias y mejor pronóstico (18[*]). Realizar una actividad física después de un diagnóstico de cáncer se asocia a mejores resultados específicos en varios tipos de cáncer (18[*]). Recuerdo que en las pruebas finales de los juegos olímpicos de Pekín 2008 a un nadador, vencedor de una prueba muy dura, le preguntaron en una entrevista cómo era posible que ganase cuando dos años y medio antes se le había diagnosticado una leucemia aguda. Con mucha tranquilidad y humildad, contestó: «Me curaron los médicos y los medicamentos, y después me dijeron que podía hacer ejercicio y es lo que he hecho», atribuyendo la mayor normalidad a un hecho fundamental para un deportista de élite, lo que nos demuestra lo beneficioso que es el deporte y cómo de sorprendente es a veces la recuperación.

Como la dieta ha de ser lo más saludable posible y es necesario hacer deporte para recuperar la musculatura, la masa ósea e incluso las grasas, a pesar de los cuidados sanitarios y dietéticos, tendrán un déficit. A nivel celular e inmunológico, la alteración puede haber sido muy fuerte dependiendo de los tratamientos pautados. Como en ningún caso de cáncer la dieta mediterránea se ha mostrado perjudicial y tenemos mucho que ganar, la utilizaremos, y más si cabe cuando se sabe que aumentar los telómeros o la actividad de la telomerasa no influye negativamente (19*).

Si el peso es adecuado, con un IMC de 25-24, la dieta debería ser:

- Normocalórica, en las mujeres de 1.500 a 1.700 kcal y en los hombres entre 1.800 y 2.400 kcal.
- Grasas mediterráneas (y pocas grasas saturadas, que son las que se encuentran en el cerdo, la leche entera y sus derivados).
- Abundantes verduras y frutas del tiempo sin limitar la cantidad. En todo caso, un mínimo de 3 frutas diarias, y al menos una vez al día verdura o ensalada o champiñones o setas.
- Legumbres 2 veces por semana (lentejas, judías, habas, frijoles, garbanzos).

A diario: 250 g (peso neto en crudo y limpio) a elegir entre carne (ternera o buey), pescado (blanco o azul), calamar, sepia, 12 gambas, cigalas, langostinos, palitos de cangrejo, 1,5 kg de mejillones, almejas o cualquier bivalvo, caracoles o ½ pollo, o ½ conejo, 2 huevos y 50 g de jamón del país o serrano o pastrami no ahumado (2 veces por semana) o 2 latas de sardinas, caballa o melva. Por supuesto se pueden combinar y comer 150 g de carne en la comida y ¼ de pollo en la cena. O 1 kg de mejillones y 6 gambas para todo el día.

A diario: 200 g (peso neto en crudo) a elegir entre arroz o pasta, 10 patatas (tamaño huevo), cuscús, que son los cereales más habituales en la dieta mediterránea, aunque hay muchos otros que explicamos en las dietas veganas como: mijo, teff (de Etiopía, semilla comestible que se asemeja a los cereales), sorgo (cereal de África de consumo humano con el que se hacen bebidas alcohólicas), cebada, maíz, avena, farro y bulgur (tipos de trigo), quinoa (semilla o grano integral de los Andes) o chía (alfa-linoleico). Estos cereales se pueden tomar en cantidad moderada si se comen esporádicamente.

A diario, mínimo: 3-4 lácteos, preferiblemente desnatados por tener menos grasa y calorías con la misma cantidad de calcio. Las equivalencias son:

1 lácteo = 200 ml de leche desnatada = 1 yogur = 100 g de mató = 50 g de queso tipo Burgos.

3 cucharadas de aceite de oliva virgen extra preferiblemente para freír o aliñar, aceitunas, 8 piezas de frutos secos.

60–80 g de pan blanco o integral de calidad.

Salsas como mayonesa, alioli, kétchup, vinagre de vino o de Módena, salsa de soja, mostaza (vitamina D) y cualquier salsa que se haga en casa, bechamel, etc.

Pasteles y bollería: mejor elaborados sin grasas animales, ni trans ni de palma. Las cocas y los bizcochos caseros, así como muchos postres tradicionales de aceite y leche desnatada, son más aconsejables.

Los polos o sorbetes, la miel, las natillas, las vainillas y muchas especialidades lácteas con leche desnatada, hoy día presentes en todos los mercados.

Beber al menos 1,5 litros de agua, infusiones, un refresco sin azúcar, gaseosa o agua con gas bicarbonatada.

Con el peso controlado, conviene preparar guisos dos o tres veces por semana como los de pescado, arroces, caldos y carnes que aporten también verduras y cereales. Controlando siempre el consumo de sal, azúcar, grasas saturadas, ahumados, carnes procesadas y bebidas alcohólicas. En caso de incurrir en excesos, y si no nos cansamos demasiado, aumentaremos algo la intensidad o la frecuencia del deporte.

A continuación vamos a ver cómo utilizar la dieta para adelgazar si lo necesitamos.

Con sobrepeso

Seguimos partiendo de la base que se va a realizar deporte, porque es beneficioso, pero aunque no fuese así por cansancio o por la incapacidad que producen algunos cánceres, la dieta debe aportar energía, de modo que en casi todos los casos tendríamos que utilizar una dieta mediterránea con carbohidratos de frutas pero también de cereales. Será una dieta normoproteica o ligeramente hiperproteica, libre de grasas saturadas y sesgada a 5.200-5.500 kJ, equivalentes a unas 1.300 kcal.

Abundantes verduras sin limitación en la cantidad; verdura, ensalada, champiñones o setas al menos mínimo una vez al día.

A diario: 250 g (peso neto en crudo y limpio) a elegir entre carne (ternera o buey), pescado (blanco o azul), calamar, sepia, 12 gambas o cigalas o langostinos o palitos de cangrejo, 1,5 kg de mejillones, almejas o cualquier bivalvo, caracoles o caracolas, ½ pollo, ½ conejo, 2 huevos con 50 g de jamón del país, serrano o pastrami no ahumado

(2 veces por semana), 2 latas de sardinas, caballa o melva o, una vez por semana, 500 g de legumbres (lentejas, garbanzos, judías blancas, frijoles).

A diario: 100 g (peso neto en crudo) de arroz, pasta, 6 patatas (tamaño huevo) o cuscús.

3 lácteos desnatados.

3 cucharadas de aceite de oliva virgen extra preferiblemente para freír o aliñar y 5 piezas de frutos secos.

40 g de pan blanco o integral de calidad.

Se puede usar kétchup, vinagre de vino o de Módena, salsa de soja, mostaza (vitamina D) y limón.

No comer pasteles ni bollería.

Beber al menos 1,5 litros de agua, infusiones, un refresco sin azúcar, gaseosa o agua con gas bicarbonatada.

Con 1.300 kcal siempre se puede adelgazar si médicamente se está en condiciones y se aconseja hacer dieta.

Cancerígenos alimentarios

Todos ellos se explican en el capítulo siguiente, donde abordaremos el embarazo, así como la forma de evitar tanto los cancerígenos como los mutágenos que podrían afectar al feto.

Conviene tener presente que al elaborar ciertos alimentos (curados, ahumados, en salazón o pescado salado cantonés) se forman compuestos nitrosos (NADH y NDEA) que, en cantidades importantes, son cancerígenos. Como también hay que tener en cuenta que las carnes y los pescados en contacto directo con el fuego, las brasas o cocidos a altas temperaturas generan hidrocarburos aromáticos policíclicos y aminas heterocíclicas nocivos.

Por otro lado, algunos contaminantes presentes en las grasas de las carnes y los pescados generan en contacto directo con el fuego cancerígenos que no se producen si esos alimentos se tratan con los métodos habituales de cocina (a la plancha, al horno, cocidos o fritos).

También presentan riesgos en este apartado las salchichas tipo fránkfurt, el beicon, los embutidos ahumados (mortadela, salami), las cervezas (sobre todo las negras cuya malta se tuesta a altas temperaturas), las carnes rojas en abundancia, el alcohol en general y el tabaco... En la cabeza de los crustáceos hay cadmio y acrilamida en los alimentos que en vez de dorarse se queman. En cuanto a los OMG (organismos modificados genéticamente), que se deben indicar en la etiqueta y están muy controlados, no se consideran cancerígenos en la actualidad. Hablaremos más de ello en el capítulo siguiente.

La finalidad del capítulo que acabamos de ver es prevenir y aliviar la enfermedad, y encontrar en la dieta adecuada el placer de los sabores y la sensación de bienestar.

Nuestros queridos pacientes, que deben controlar ciertos aspectos de un placer universal, son el motivo principal de todos los esfuerzos médicos por conocer la dieta a fondo en todas sus vertientes y es que, como me recordó la Dra. Aïna P. G., psiquiatra especialista en trastornos de la conducta alimentaria (TCA), «no hay salud sin salud mental», y eso está más allá de cualquier creencia, modo de vida o alimentación.

7

Gestación y lactancia

Introducción

Si bien todos los grupos de población son vulnerables a las enfermedades transmitidas por los alimentos, las mujeres embarazadas y los fetos son especialmente vulnerables a los peligros de origen químico y microbiológico.

Durante el embarazo se producen cambios hormonales que disminuyen la función del sistema inmunitario de la madre y, consiguientemente, aumenta la vulnerabilidad ante los patógenos transmitidos por los alimentos. Las consecuencias pueden ser graves para la madre, para el feto o para ambos, como el aborto, el nacimiento prematuro o las malformaciones congénitas. Además, estos patógenos a veces no provocan síntomas a la madre, o son muy leves, pero sí afectan al feto. También hay contaminantes químicos como el metilmercurio que los alimentos pueden transmitir y que pueden causar daños al feto, si bien los estudios realizados en la población de nuestro entorno no dan cifras preocupantes de metilmercurio en el organismo.

Se considera que más de un 25 % de tipos de cáncer y un 40 % de los casos globales de cáncer tienen relación con la alimentación.

La dieta mediterránea es la mejor para la prevención del cáncer y las enfermedades vasculares. Las frutas, las verduras y el pescado son muy necesarios en la dieta de la embarazada. El tomate y los cítricos pueden aportar vitaminas que durante el embarazo y la lactancia triplican y quintuplican, respectivamente, las necesidades diarias. Así, con estos complementos, se evita un consumo excesivo de grasas animales para conseguir el aporte adecuado de estas vitaminas (C y E).

No se debería consumir nada de alcohol durante el embarazo, pero aún menos los que tienen acrilamida como las cervezas tostadas. Todos los hidratos de carbono se han de dorar, no tostar (las patatas y el pan mejor poco tostados).

Prevención de la zoonosis

De acuerdo con los datos del informe sobre la zoonosis transmitida por los alimentos (Agencia Catalana de Seguridad Alimentaria, ACSA, 2010), los principales microorganismos patógenos de riesgo son toxoplasma, *listeria monocytogenes*, salmonela, *Campylobacter* y *Escherichia Coli (E. Coli)*.

Toxoplasmosis

Gatos:
- Evitar el contacto con los gatos y con los objetos que puedan estar contaminados con sus heces u orinas.

Carnes:
- No comer carne cruda o poco cocinada.
- Si se manipula carne cruda, hacerlo con guantes o lavarse bien las manos después a fin de evitar el contacto con los ojos o la boca tras la manipulación.
- Mantener limpios los utensilios que entren en contacto con la carne cruda.

Vegetales:
- Utilizar guantes en contacto con la tierra, el campo, el huerto o el jardín.
- Lavar muy bien las frutas y las verduras que se consumen crudas.
- Si se manipulan frutas o verduras crudas, hacerlo con guantes o lavarse muy bien las manos después para evitar el contacto con los ojos o la boca tras la manipulación.

Listeria monocytogenes

Los lácteos han de ser preferentemente desnatados, y se han de evitar quesos frescos o de pasta blanda (feta, camembert, mascarpone, *brie*, mató, queso de Burgos) y los elaborados con leche cruda porque pueden contener este patógeno.

Es importante respetar las fechas de caducidad de los alimentos que se mantienen refrigerados, especialmente embutidos poco curados, y no consumir patés refrigerados ni pescado ahumado. La *listeria monocytogenes* crece a temperaturas de refrigeración.

Salmonela, E. Coli, Campylobacter

En general la embarazada no debe comer crudo ningún alimento de origen animal como huevos, marisco, pescado (sushi) o carne (carpaccio). Se debe extremar la higiene después de manipular alimentos crudos. Estas prácticas evitan toxiinfecciones por salmonela, *Campylobacter* y *E. Coli*.

Como la fruta y la verdura constituyen una parte importante de la dieta de la mujer embarazada, esos alimentos se han de lavar con agua abundante o con unas gotas de lejía si se han de comer crudas, porque pueden transmitir microorganismos patógenos.

Prevención de cancerígenos potenciales y de mercurio en la dieta

Las frutas y verduras son una fuente de factores de protección frente a cancerígenos, y su consumo es muy beneficioso.

Metilmercurio

- Es conveniente que las embarazadas coman pescado dos veces por semana, alguna vez pescado azul, por el aporte de grasas omega 3 necesarias para el buen desarrollo fetal, pero *las embarazadas no han de consumir grandes pescados depredadores como pez espada, emperador, tiburón y atún, por su alto contenido en metilmercurio*. Mejor no comer atún ni fresco ni en lata ni de ningún tipo durante el embarazo ni que tampoco lo hagan niños en crecimiento.

Al respecto, puede consultarse información más detallada en castellano en: www.nrdc.org/es/stories/ guia-mercurio (12*).

Sobre la elaboración de alimentos, conviene tener muy presentes las indicaciones del apartado «Cancerígenos alimentarios» del capítulo anterior.

En cualquier caso, aunque han mejorado las técnicas de fabricación y ha disminuido mucho la formación de nitrosaminas (compuestos orgánicos con un elevado potencial cancerígeno), los alimentos que más tienen y por tanto se han de evitar en situaciones como el embarazo son las salchichas de fránkfurt, el beicon, los embutidos ahumados (mortadela, salami...) y las cervezas, sobre todo las negras. En la carne negra de la cabeza de los crustáceos, cuyo consumo conviene limitar, hay cadmio, cancerígeno y mutágeno.

Consejos dietéticos para la gestación y la lactancia

Hay una serie de normas generales, así como una serie de consejos, que ayudan a un buen embarazo. No obstante, comer, la cocina, los sabores y las características de la dieta en nuestro entorno hacen que cualquier norma deje paso, de cuando en cuando, al placer de disfrutar de la buena cocina mediterránea saludable para la embarazada. Por tanto, considero, y es una apreciación personal, que cualquier plato elaborado sin los cancerígenos ni mutágenos descritos en el apartado anterior que le apetezca en alguna ocasión a la embarazada, es saludable.

Hecha esta salvedad, ganar peso entre 1 y 1,5 kg al mes es normal y, si sucede de una forma no brusca, es la mejor prevención para las estrías, cuya causa principal de formación obedece a los aumentos rápidos de peso y volumen.

Además de los complementos vitamínicos aconsejados por el ginecólogo debido al aumento de las necesidades diarias de vitaminas y minerales, un mayor consumo de tomates y naranjas, de aceite de oliva virgen extra, de frutos secos y pescado azul (boquerones, sardinas, salmón —no atún—), facilita una disminución de la necesidad de comer grasas animales saturadas y, a medio plazo, evita el aumento excesivo de peso.

También es recomendable:

• Utilizar sal yodada y salar poco las comidas en general.
• Una buena hidratación es importante (de 1,2 a 1,5 litros al día), si puede ser a base de agua, infusiones o bebidas sin azúcar. Incluso pueden contener cafeína siempre que el control ginecológico del feto no las contraindique.
• Comer muchas veces al día poca cantidad es lo ideal, sobre todo cuando el embarazo presenta más dilatación abdominal.
• Un litro de leche desnatada al día o 4 lácteos como yogur desnatado (no quesos frescos). Por la noche un yogur muy frío incluso congelado sienta muy bien (9*).

Acrilamida

Con las proteínas y la elaboración con fuego directo o sobre las brasas (quemadas a elevadas temperaturas) se observa una cantidad importante de acrilamida. Algo en lo que no se había pensado y de lo cual tenemos noticia recientemente es que las patatas fritas y otros carbohidratos y azúcares también podrían contener acrilamida si se elaboran a altas temperaturas.

Los alimentos con mayores contenidos de acrilamida son las patatas fritas al estilo tradicional (de media 300 microgramos por kg), las patatas chips (unos 700 microgramos por kg), las galletas (350 microgramos por kg) y el café (300 microgramos de acrilamida por kg). La ingesta promedio diaria para adultos se ha estimado entre 0,3 y 3 microgramos de acrilamida por kilo de peso y día, con ingestas máximas de 5,1 microgramos de acrilamida por kilo de peso y día. La ingestión diaria de los niños, por kilo de peso, puede llegar a triplicar estas cifras. En un primer momento se dudó de ello, porque para generar una amida se precisa nitrógeno, abundante en las proteínas pero ausente en los carbohidratos. Sin embargo, se concluyó que estos poseen un aminoácido, la asparagina (o asparragina), que con el azúcar de los carbohidratos y someterse a calor alto produce acrilamida por la reacción de Maillard.

Esto afecta a todos los cereales que se tuestan a altas temperaturas, como la malta, el lúpulo, la cebada, el pan, las patatas, el café, los empanados, los rebozados, los churros y las harinas. Aunque se está tratando de disminuir la cantidad de acrilamida en todas las elaboraciones de cereales, incluso tratando las plantas con asparaginasa para disminuir la cantidad de ese aminoácido, existen maneras sencillas de protegernos totalmente de este carcinógeno. La formación de acrilamida es un proceso de superficie, es decir, afecta principalmente a las zonas exteriores más expuestas a las temperaturas altas. Se incluye en esta sección para la mujer embarazada por ser carcinógeno y por su efecto mutágeno (ocasionando mutaciones genéticas al feto) (9*, 13*).

Es la misma reacción que sucede en las proteínas de carnes y pescados en contacto con el fuego directo o las brasas debido a las altas temperaturas.

El pan poco tostado, las croquetas y los rebozados cuanto más blancos, mejor. Las patatas fritas y las tostadas, blancas. Como regla de oro: dorar, no quemar (9*, 13*).

Las células del embrión se van dividiendo en el útero materno regenerando los telómeros y favoreciendo que las sucesivas divisiones no envejezcan las células de ese ser en crecimiento. Los sustratos alimenticios que deben llegar desde la sangre materna al feto deben ser lo más limpios y sanos posibles para que todo acompañe al más importante hecho humano: el nacimiento de un nuevo ser.

He escrito este capítulo para ti, futura mamá, para que puedas darle lo mejor a tu bebé y tú disfrutes de lo mejor. El resto del libro te ayudará a que, en el momento del nacimiento, cuando en el recién nacido deje de expresarse la actividad de la telomerasa y empiece el envejecimiento, dispongamos de los recursos para mantener esa juventud por siempre.

8

Tablas calóricas y de composición de los alimentos

Vamos a utilizar unas tablas, y aquí ya no se trata de transmitir impresiones personales, que nos enseñan la composición y las calorías de la porción comestible de un alimento. Por ejemplo, un plátano pesa aproximadamente 165 gramos, pero lo que nos vamos a comer sin la piel son unos 95-100 gramos, que son 90 kilocalorías, mientras que si consideramos su peso en bruto la cantidad de kilocalorías subiría a 180. Así pues, siempre nos referiremos a la porción comestible y en kcal × 100 g. Las kilocalorías se utilizan más con valor científico, aunque en lenguaje coloquial hablemos de calorías.

En nuestras tablas utilizamos los siguientes valores de conversión:

- Proteínas: 4 kcal/g
- Carbohidratos: 4 kcal/g
- Grasas: 9 kcal/g
- Alcohol: 7 kcal/g

Todos los alimentos tienen un poco de todo si hablamos de nutrientes. No existen carbohidratos puros (todos tienen algo de proteínas y de grasas), y lo mismo sucede con las grasas y las proteínas, pero es un buen sistema clasificarlos por su máximo contenido de tal o cual nutriente. Por ello es factible que algún alimento esté también en otro apartado. En todo caso, hemos de ser conscientes de que el proceso nutritivo es complejo y que, más que valorar los alimentos individualmente, debemos dejar paso a lo que llamamos un modo de vida. Las mezclas, la cocina, los platos y su elaboración, la suma de propiedades y su consumo racional es lo que realmente podrá mantener la salud y rejuvenecer nuestros telómeros.

Así pues, cuando me refiero a alimentos con un mayor contenido de carbohidratos hablo de pan, arroz, pasta italiana, patatas, legumbres y azúcares. Los pasteles, los dulces y la bollería, aunque son carbohidratos, como llevan grasas saturadas los asocio a los nutrientes grasos, con lo cual podrían figurar como carbohidratos y como grasas. En cambio, considero carbohidratos los que se elaboran con grasas insaturadas o poliinsaturadas, como muchos de los pestiños, churros, tortas de aceite y multitud de bizcochos, muchos de ellos de recetas de nuestras abuelas, y que se elaboran con aceites vegetales o se fríen. También el chocolate se podría considerar un carbohidrato, aunque se elabora con un fruto, el cacao.

Cuando hablamos de alimentos con un mayor contenido de proteínas, me refiero a carne, pescado, calamares, sepia, pollo, conejo, gambas, mejillones, huevos y todos los alimentos animales. Pero también tienen proteína los alimentos vegetales, si bien, para conseguir la misma cantidad de proteína, necesitaremos ingerir más calorías: el seitán, los frutos secos, sobre todo las almendras, y las legumbres, sobre todo las lentejas. Esto que parece fácil para los veganos no lo es tanto si se trata de veganos con sobrepeso, motivo que me llevó a elaborar dietas para veganos y que necesiten adelgazar (en el capítulo de dietas veganas lo explico más detalladamente).

Cuando nos referimos a alimentos con un contenido alto en *grasas*, hay que distinguir siempre las *saturadas* y *menos saludables*, como mantequillas, margarinas, leche entera y derivados como quesos y natas, embutidos y otros derivados del cerdo, así como los aceites de palma y coco. Las grasas trans que se obtienen de la fabricación de margarinas, hoy día se han eliminado prácticamente sobre todo de la pastelería y la bollería industrial. En todo caso no conviene consumir productos que lleven grasas trans o, como se indica en algunas etiquetas para hacerlas incomprensibles, «ácidos grasos parcialmente hidrolizados».

Las *grasas insaturadas, poliinsaturadas, monoinsaturadas* o *más saludables por su bajo contenido en grasas* son algunos embutidos de cerdo como el jamón serrano o el lomo embuchado, la leche desnatada, los quesos frescos como el mató, el de Burgos, la mozzarella desnatada o semi, los yogures, excluyendo los enriquecidos con natas, y la bollería y pastelería elaborada con aceites como pestiños, churros, tortas de aceite y multitud de bizcochos. Debemos intentar no consumir productos elaborados con aceite de palma, por ser poco saludable y un gran problema porque su cultivo a gran escala en zonas de selva tropical está causando una deforestación brutal. La industria, posiblemente la misma que antes utilizaba las grasas trans, promueve el aceite de palma debido a su bajo precio.

Para poder elaborar una dieta, como ya he explicado anteriormente, hemos de observar unas necesidades básicas de proteína pura, 30-50 gramos diarios; calcio, 750 miligramos diarios; así como grasas y carbohidratos que aportarán la energía diaria que consumimos, aproximadamente, 25-30 kilocalorías diarias por kilo de peso (en un hombre de 80 kilos, 2.400 kilocalorías diarias, y en una mujer de 60 kilos, 1.600 kilocalorías diarias). De todas formas, la OMS emplea ecuaciones más precisas, y cuando se trata de enfermos que deben mantener alimentación enteral (sonda nasogástrica) o parenteral (arterial o venosa) se utiliza la ecuación de Harris-Benedict, mucho más específica aunque reservada a enfermos hospitalizados.

Veamos las tablas de composición que en su momento fueron primordiales y la única forma de contemplar una dieta sana, con parámetros científicos y reales. Hoy día, a partir de las cifras aprobadas que iremos viendo, se puede obtener por internet, siempre de webs médicas, universitarias o certificadas, la composición de todo tipo de alimentos y variedades que sería imposible sintetizar y revisar salvo en un libro monográfico.

En la actualidad es obligatorio, en todos los alimentos, una etiqueta que debe incluir la composición (por ejemplo: «Producto fabricado con sardinas, aceite de oliva y ácido ascórbico como antioxidante») y la tabla calórica propia con los lípidos, los carbohidratos, las proteínas y el valor energético en 100 gramos, tanto en kilocalorías como en kilojulios. En todo caso, en estas tablas no faltará ningún alimento de la dieta mediterránea.

Las vitaminas hidrosolubles (B1, tiamina, ácido nicotínico, C, ácido ascórbico, B2, riboflavina, B6, piridoxina, B12, cianobalamina) y el ácido fólico no se acumulan.

Las vitaminas liposolubles (A, retinol, E, tocoferol, D, calciferol) son acumulables.

Otras vitaminas (B5, ácido pantoténico, B8, biotina, B3 y K).

TABLAS CALÓRICAS Y DE COMPOSICIÓN DE LOS ALIMENTOS (x 100 g de porción comestible [15])

ENERGÍA KCAL (kilocalorías)
PROT (proteínas, gramos)
LIP (lípidos, grasas, gramos)
CH (carbohidratos, gramos)
COL (colesterol, miligramos)
CA (calcio, miligramos)
FE (hierro, miligramos)
NA (sodio, miligramos)
K (potasio, miligramos)

---

15. Datos extraídos y compulsados de las fuentes indicadas en el apartado Referencias (11*).

CEREALES Y DERIVADOS	KCAL	PROT	LIP	CH	COL	CA	FE	NA	K
Arroz blanco	354	7,6	1,7	77	0	10	0,8	4	120
Arroz integral	350	8	1,1	77	0	50	-	-	275
Avena	367	14	5	66,5	0	55	-	2	-
Biscotes	362	10	2,5	75	0	26	-	-	-
Cereales desayuno	386	7,9	0,4	85,3	0	12	1	0,2	88
Cereales con azúcar	386	4,4	0,2	91,3	0	12	1	0,2	88
Cereales de maíz	350	7,9	0,3	84,4	0	14,8	6,70	1.100	102
Cereales chocolateados	358	5,3	1	87,4	0	34,5	6,70	880	186
Cuscús	376	18							
Espelta	338	8							
Harina integral	340	10,5	1,5	71	0	40	4	10	450
Harina de maíz	349	9,5	3,5	70	0	16	2,70	0,70	300
Harina de trigo	353	9,5	1,2	75	0	16	1,20	3	135
Arroz inflado	351	6,2	0,4	86,1	0	20,3	6,70	270	154
Kamut, bulgur	337	99							
Linaza	534	77							
Mijo	378	77							
Nachos	500	77							
Pan blanco trigo	255	114,4	0,8	55	0	100	1	500	100
Pan de centeno	241	7	1	51	0	24	2	-	151
Pan integral	239	8	1,2	49	0	100	2,20	650	224
Pasta	375	12,8	1,4	76,5	0	22	1,50	-	-
Sagú	354	88							
Sémola de trigo	375	12,8	1,4	76,5	0	22	1,50	-	-
Tapioca	338	1,5	0,6	82	0	12	1	-	-
Brioche	469	6,4	22	65,5	0	82	1,50	266	222

PASTELES, BOLLERÍA	Kcal	PROT	LIP	CH	COL	CA	FE	NA	K
Ensaimada, croissant de chocolate.	469	6,4	22	65,5	130	82	1,5	266	222
Croissant, donut, ensaimada	456	5,6	15,2	79,1	130	82	4	500	90
Galletas maría	436	7	14,5	74	0	115	2	626	117
Galletas saladas	440	10,8	12,5	75,8	130	82	1,6	266	222
Ganchitos	504	9,9	26,2	56,9	-	45,4	-	970	263
Magdalenas	469	6,4	22	65,5	130	82	1,5	500	90
Cocas, roscones	440	10,8	12,5	75,8	130	82	1,5	300	90
Pastas de té	456	5,6	15,2	79,1	130	82	4	266	222
Pastel de manzana	311	3,6	15,1	40,1	130	82	4	626	117
Pastel de queso	396	19,8	17,2	40,4	250	404	-	551	234
Pastel de manzana de hojaldre	456	5,6	15,2	79,1	130	82	4	626	117

AZÚCARES	Kcal	PROT	LIP	CH	COL	CA	FE	NA	K
Azúcar	380	0	0	99,5	0	5-40	0	-	-
Caramelos	378	0,8	0,1	94	-	-	-	-	-
Chocolate negro	530	2	30	63	74	63	2,8	19	327
Chocolate con leche	550	6	34	56	74	216	4	90	418
Compota	66	0,3	-	17,3	0	3	0,2	-	-
Mermeladas	280	0,5	0,1	70	0	12	0,2	12	-
Mermeladas sin azúcar	145	0,40	0,3	35	-	-	-	18	44
Miel	300	0,5	0,2	75	0	5	0,5	3	20
Polos, sorbetes	139	1,5	1,8	29,1					

VERDURAS Y HORTALIZAS	Kcal	PROT	LIP	CH	COL	CA	FE	NA	K
Acelgas	33	2	0,6	5	0	150	3,50	86	320
Ajos	139	6,7	0,1	28	0	-	-	-	-
Alcachofa	64	3,4	0,3	12	0	40	-	15	300
Apio	20	1,3	0,2	3,7	0	60	0,5	100	2,9
Berenjena	29	1,3	0,2	5,5	0	10	0,5	5	220
Berro	21	1,7	0,3	3	0	211	2,5	75	300
Boniato	152	2,2	0,9	32	0	37	0,9	13	390
Calabacín	31	1,3	0,2	6	0	21	0,8	3	400
Calabaza	24	1,3	0,2	5,4	-	49	0,4	20	233
Cardo	21	1,4	0,2	3,5	-	114	1,5	-	-
Cebolla	47	1,4	0,2	10	0	32	0,5	7	180
Cebolla tierna	39	0,9	0,2	8,4	0	80	-	15	132
Setas, champiñones	28	2,4	0,3	4	0	10	1	7	500
Coles	28	1,4	0,2	4,3	0	43	0,5	18	402
Col de Bruselas	54	4	0,7	8	-	30	1,3	10	375
Coliflor	30	2,4	0,2	4,9	0	22	1,1	24	300
Endibias	22	1,5	0,1	4	0	80	2	10	400
Escarola	37	1,5	0,3	4	0	79	-	10	387
Espárragos	26	2,2	0,2	3,9	0	21	0,9	3	200
Espárragos enlatados	24	1,9	0,3	3,4	0	19	-	236	160
Espinacas	32	3,1	0,6	3,6	0	60	2	120	490
Espinacas congeladas	25	2,3	0,3	3,2	0	81	3	120	-
Grelos	11	2,7	-	0,1	-	98	3,1	-	-
Guisantes congelados	71	5	0,3	12	0	17	1,5	115	135
Guisantes frescos	92	6	0,4	16	0	26	1,9	4	315
Haba fresca	74	5,4	0,3	10	0	26	2,3	20	230
Judías tiernas	39	2,4	0,2	7	0	65	0,9	2	260

Lechuga	18	1,2	0,2	2,9	0	62	0,65	15	300
Maíz cocido	50	1,1	0,2	10,7	0	1	0,2	110	16
Nabos	29	0,8	0,2	6	0	40	0,5	-	-
Patata cocida	86	2	0,10	19	0	11	0,7	-	-
Patata frita, chips	544	6,7	37	50	0	30	1,9	0,8	410
Puré de patata	357	7	0,7	80	0	-	4	-	-
Pepino	12	0,7	0,1	2	0	10	0,39	12	140
Perejil	55	3,7	1	8	0	200	2-20	30	800
Pimiento	22	1,2	0,2	3,8	0	11	0,40	0,5	186
Puerros	42	2	0,4	7,5	0	60	1	50	300
Rábanos	20	1,2	0,1	4,2	0	37	1.3	14	280
Remolacha	40	1,6	0,10	8	0	21	0,7	-	-
Tomate	22	1	0,3	4	0	11	0,60	3	280
Trufa	92	9	0,50	13	-	24	3,5	77	431
Verduras en juliana	29	0,86	0,51	5,1	0	23,1	-	200	200
Zanahoria	42	1,2	0,3	9	0	39	1,2	50	300
Zumo de tomate	21	1	0,2	4	0	7	0,4	399	426

LEGUMBRES	Kcal	PROT	LIP	CH	COL	CA	FE	NA+	K
Garbanzos	361	18	5	61	0	149	7,20	26	797
Guisantes secos	317	21,6	2,3	56	0	72	5,30	35	1.005
Habas secas	343	23	1,5	59	0	148	8	35	1.005
Judías secas	330	19	1,5	60	0	137	6,70	40	1.000
Lentejas	336	24	1,8	56	0	60	7	30	790
Soja en grano	422	35	18	30	-	280	8	5	1.700

FRUTAS	Kcal	PROT	LIP	CH	COL	CA	FE	NA	K
Aguacate	207	2,1	16,4	4,7	0	10	0,7	4	680
Albaricoques	44	0,8	0,1	10	0	15	0,4	1	300
Caquis	64	0,5	0,1	15	0	22	0,3	--	-
Cerezas	77	1,2	0,5	17	0	18	0,4	3	250
Chirimoya	78	1	0,2	18	0	25	0,7	-	-
Ciruela	64	0,8	0,1	10	0	15	0,4	3	250
Ciruela seca	290	2,3	0,4	70	0	45	2,9	10	950
Coco	630	6	60	16	0	40	3,6	20	370
Dátil	279	2,2	0,4	71	0	68	2	5	750
Dátil seco	306	2,2	0,6	73	0	71	2,1	1	650
Frambuesa	40	1	0,6	8	0	40	0,75	2	178
Fresas	40	0,7	0,60	7	0	30	0,75	2	150
Granada	32	0,3	0,1	7,5	0	11	0,6	-	-
Higos	80	1	0,1	18	0	38	1,5	5	285
Higos secos	275	4,2	1	62	0	170	3	17	983
Limón	39	0,3	0,2	9	0	12	0,14	3	135
Mandarina	40	0,8	0,1	9	0	41	0,5	2	155
Manzana	52	0,3	0,35	12	0	6	0,4	2	120
Melocotón	52	0,5	0,1	12	0	8	0,4	3	230
Melocotón en almíbar	84	0,4	0	22	0	11	0,4	1	100
Melón	31	0,8	0,2	6,5	0	18	0,4	19	260
Membrillo	33	0,5	0,2	7,3	0	14	0,5	3	203
Dulce de membrillo	215	0,02	0	57	0	7	0,2	-	-
Moras	37	0,9	1	6	-	17	1	2	257
Naranja	44	1,2	0,20	9	0	28	0,45	3	187
Nectarina	64	0,6	-	17,1	-	4	0,5	6	294
Nísperos	97	0,4	0,4	23	0	30	0,5	6	246
Olivas	200	0,7	20	8	0	100	2	128	1.526

Peras	61	0,4	0,4	14	0	13	0,4	3	130
Piña	51	0,5	0,2	12	0	12	0,7	2	250
Piña en almíbar	84	0,4	0	22	0	11	0,4	1	100
Plátano	90	1,4	0,5	20	0	11	0,60	3	380
Pomelo	30	0,6	0,3	6	0	14	0,4	2	190
Sandía	30	0,4	0,2	6,7	0	11	0,2	8	73
Uva	81	1	1	17	0	20	0,3	2	198
Uva pasa	324	3	1,3	75	0	40	3,3	22	-
Zumos de frutas	45	0,4	0	11,5	0	9	0,5	0,2	1
Zumo de naranja	42	0,6	0,2	10	0	19	0,2	1	166

FRUTOS SECOS	Kcal	PROT	LIP	CH	COL	CA	FE	NA	K
Almendras (sin cáscara)	620	20	54	17	0	254	4,40	4	800
Avellanas (sin cáscara)	656	14	60	15	0	200	4,5	3	600
Cacahuetes (sin cáscara)	560	23	40	26	0	68	220	-	-
Castañas	199	4	2,6	40	0	34	0,8	7	530
Pipas de girasol	535	27	43	20	-	-	-	-	-
Pistachos	590	117	66	113					
Nueces y piñones (sin cáscara)	660	15	60	15	0	80	210	3	600

LÁCTEOS Y DERIVADOS	Kcal	PROT	LIP	CH	COL	CA	FE	NA	K
Natillas, flan, cremas	116	3,8	4,2	16,8	100	140	0,1	78	170
Cuajada	96	13,6	4	1,4	25	60	0,1	450	54
Helados	204	4,5	10,1	25,4	21	150	0,2	64	22
Leche de cabra	72	3,9	4,5	4,6	14	146	0,1	70	150
Leche de oveja	96	5,3	6,5	4,3	-	230	0,05	60	190
Leche condensada de vaca	350	10	10,4	54	34	273	0,2	130	390
Leche condensada (sin azúcar)	160	8	9,3	10,9	34	243	0,20	130	390
Leche de vaca desnatada en polvo	373	38	1	53	0	1300	1	550	1.650
Leche de vaca fresca	68	3,5	3,9	4,6	14	125	0,1	40	150
Leche de vaca en polvo	500	25	26	37	31	950	0,7	380	1.140
Leche desnatada	36	3,6	0,1	5	0	121	0,1	52	150
Leche semidesnatada	49	3,5	1,7	5	9	125	0,1	47	150
Petit suisse natural	173	8,4	13,6	4,1	46	150	-	40	50
Petit suisse de sabores	164	7,8	8,8	13,5	25	110	-	40	50
Queso blanco desnatado	68	10,5	1,6	3,2	0	150	-	40	50
Queso camembert	312	20	24	4	92	154	-	1410	110
Queso de bola	349	29	25	2	92	760	0,5	1200	200
Queso de Burgos	174	15	11	4	97	186	0,3	1200	200
Queso emmental	415	28	33	1,5	100	1080	-	610	120
Queso en porciones	280	18	22	2,5	93	750	-	900	150
Queso gruyer	391	29	30	1,5	100	1010	-	610	120
Queso manchego	376	29	28,7	0,5	95	835	0,80	1200	200
Queso parmesano	393	40	25	2	100	1350	-	760	150
Queso roquefort	405	23	35	2	87	700	0,5	900	150
Requesón	96	13,6	4	1,4	25	60	0,1	450	54
Quark	101	10,5	5	34	25	160	-	40	50

Queso de leche desnatada en polvo	136	16	5,5	5,5	25	162	-	1170	150
Yogur natural de leche en polvo	50	4,6	0,4	7,1	8	140	-	63	214
Yogur de fruta	98	4	1,5	17	8	125	1,1	45	51
Yogur desnatado	42	4,6	0,48	5,39	0	176	-	65	240
Yogur enriquecido	60	3,73	3,6	3,66	20	157	-	55	240
Yogur desnatado de fruta	90	4,3	0,38	18,9	0	150	-	65	220
Yogur natural	45	4,2	1,1	4,5	8	148	0,3	63	214

CARNES, EMBUTIDOS, CAZA	Kcal	PROT	LIP	CH	COL	CA	FE	NA	K
Tocino	665	8,4	69,3	1	100	13	1,2	689	160
Buey, bistec	176	20,2	10,6	0	65	8	2,6	72	300
Buey semigraso	158	21,3	7,4	0	65	12	2,9	65	300
Buey, solomillo	111	20,4	3,3	-	20	11	2,5	60	300
Butifarra cocida	390	14,1	36	0,3	100	18	2	72	160
Butifarra, salchichas frescas	326	13	30	1,2	100	12	1,6	935	160
Caballo	110	21	2	1	78	13	3	21	157
Cerdo, chuleta	330	15	30	-	72	8	2,5	72	300
Cerdo, hígado	135	21	5	1,5	360	8	13	87	330
Cerdo, lomo	290	16	25	-	72	10	2,5	70	300
Chicharrón	601	22	57	-	100	-	-	-	-
Chorizo y sobrasada	468	17,6	44,2	-	100	13	2	78	160
Codorniz, perdiz	114	25	1,4	0,5	-	-	-	-	-
Conejo, liebre	162	22	8	-	65	20	1	43	360
Cordero, costillas	215	18	17	-	78	10	2,7	80	300
Cordero, hígado	132	21	4	3	300	8	10	-	-

Cordero, pierna	248	17	19	-	78	10	2,7	80	300
Paté, *foie-gras*	518	7	50	10	300	-	-	770	170
Salchicha de Frankfurt	315	20,4	25	9,6	100	12	2	980	98
Gallina	369	24	29,5	-	75	10	1,5	78	160
Jamón del país	380	17	35	-	62	10	2,5	1110	160
Jamón dulce (york)	289	20,9	22,1	-	89	9	2,7	930	160
Lomo embuchado	380	17	35	-	62	10	2,5	1110	160
Mortadela	265	19	21	-	100	12	2	980	160
Pato	200	22	14	0,5	75	10	2	80	280
Pavo	223	31,9	9,6	-	93	8	2,5	78	360
Pies de cerdo	290	16	25	0,5	6,2	10	2,5	60	300
Pollo (entero)	85	14,3	3	-	61	7	0,7	56	245
Pollo deshuesado	121	20,5	4,3	-	87	10	1	81	350
Pollo, hígado	129	19,7	3,7	2,9	300	12	7,9	70	172
Salchichón, fuet	294	14	26	1	100	11	2	1100	160
Ternera, bistec	181	19	11	0,5	70	11	3	35	350
Ternera chuletas	168	19	10	-	70	11	3	110	420
Ternera, hígado	140	19	3,8	5,3	300	8	5	136	300
Ternera, lengua	207	16	15	0,4	140	0,9	1,4	73	224
Ternera, riñón	86	16	2,6	-	400	10	4	180	160
Ternera, seso	125	10,4	8,6	0,8	2000	11	1,5	125	300
Ternera, solomillo	78	18,8	1,7	-	70	11	3	90	160
Tripa	100	19	2	0	150	127	1,5	72	160

PESCADOS, MARISCOS Y CRUSTÁCEOS	KcaL	PROT	LIP	CH	COL	CA	FE	NA	K
Almejas, chirlas	50	11	0,9	-	50	127	26	-	43
Anchoas	160	20	9	0,6	95	18	0,9	-	-
Anguila	200	14	18	-	70	18	1	40	220
Arenque ahumado	224	23	12	-	70	60	1,8	-	520
Arenque seco	122	17	6	-	50	20	1	-	-
Atún	225	27	13	-	55	-	1,5	-	-
Atún enlatado	280	25	20	-	55	28	1,4	-	240
Bacalao fresco	86	17	2	-	50	64	1	89	274
Bacalao salado remojado	107	26	0,4	-	50	-	-	3120	100
Bacalao seco	322	75	2,5	-	-	50	3,6	8100	160
Besugo	118	16	6	-	-	225	3	-	255
Caballa	153	15	10	0,8	57	17	1	-	-
Calamares	82	17	1,3	0,5	-	78	1,7	-	-
Cangrejo	85	16	1,6	0,6	-	30	0,8	-	-
Caviar	233	29	13	-	-	137	-	814	422
Chanquete	79	11,4	3	1,8	-	80	1	117	350
Cigala	70	15	-	-	150	30	0,5	-	270
Congrio	144	20	3	-	-	30	0,7	-	-
Gallo	73	16	1	-	50	120	0,9	150	250
Gambas	96	21	1,3	-	150	120	2	366	260
Langosta	70	15	-	-	150	30	0,50	-	320
Langostinos	96	21	1,3	-	150	120	2	366	366
Lenguado	73	16	1	-	50	120	0,9	150	250
Lubina	118	16	6	-	-	14	0,9	80	255
Mejillón	72	12	1,7	2,2	50	100	24	290	315
Merluza	86	17	2	-	50	64	1	89	274
Mero	118	16	6	-	-	14	0,9	80	255

Ostras	80	10	1,8	6	50	70	-	200	175
Pulpo	57	10,6	11	1,5	-	144	1,7	-	-
Rape	86	17	2	-	50	64	1	89	274
Salmón	114	16	8	-	70	-	1	60	380
Salmón ahumado	170	20	10	-	90	66	1,3	-	-
Salmonete	97	14,1	3,7	2	70	30	0,7	80	255
Sardina enlatada	192	21	12	-	120	50	-	-	250
Sardina fresca, boquerón	174	21	10	-	100	50	1,2	-	-
Surimi	94	8,4	1,1	11,7	50	14	1	89	200
Trucha	94	18	3	-	57	20	1	70	380

HUEVOS	Kcal	PROT	LIP	CH	COL	CA	FE	NA	K
Clara	48	11	0,2	0,7	-	14	0,1	150	150
Huevo entero	162	13	12	0,6	504	55	2,8	130	140
Yema	368	16	33	0,6	1.480	140	8	65	116

ACEITES Y GRASAS	Kcal	PROT	LIP	CH	COL	CA	FE	NA	K
Aceite de cacahuete	900	0	100	-	0	-	-	-	-
Aceite de girasol	900	0	100	-	0	-	-	-	-
Aceite de maíz	900	0	100	-	0	-	-	-	-
Aceite de oliva	900	0	100	-	0	-	-	-	-
Aceite de soja	900	0	100	-	0	-	-	-	-
Aceitunas	000								
Manteca	670	10	70	-	100	5	1,5	-	-
Mantequilla	752	0,7	83	0,6	250	12	0,18	22	12
Margarina vegetal	752	-	83,5	0,4	0	-	-	106	-
Mayonesa	718	1,8	78,9	0,1	260	16	0,1	360	24
Nata y crema de leche	298	3	30	4	106	97	0,10	18	60

SALSAS	Kcal	PROT	LIP	CH	COL	CA	FE	NA	K
Bechamel	115	4,2	6,7	9,2	-	132	-	214	180
Ketchup	98	2,1	-	24	-	25	1,2	1.120	590
Mostaza	15	4,7	4,4	6,4	0	84	2	1.252	130
Alioli	650	6,7	28	55					
Sofrito	116	1,6	8,5	8,8	0	11	1,1	590	-

Aceites. Composición según los tipos lipídicos

	POLIINSATURADOS	MONOINSATURADOS	SATURADOS
Cacahuete	27,8	49	18,3
Girasol	62,8	20	9
Maíz	62,5	22,5	12,3
Oliva	9,2	72	14
Soja	55	22	14,3

Alimentos con más selenio

- Carne, caza, embutidos, pescados, mariscos (25 a 115 mcg × 100 g).
- Frutos secos (4-60 mcg × 100 g).
- Lácteos (2-20 mcg × 100 g).

El selenio es un componente de los glóbulos rojos y participa en múltiples procesos metabólicos. Tiene relación con la formación de antiinflamatorios naturales (prostaglandinas) y su déficit provoca enfermedades musculares y cardiomiopatía.

Vitaminas

Las necesidades de ácido ascórbico (vitamina C), tiamina (B1), riboflavina (B2), ácido nicotínico y piridoxina (B6) se cubren con verduras y hortalizas, legumbres, frutas (también las de vitamina A), frutos secos, lácteos y derivados, carnes y pescados.

Huevos, lácteos y sus derivados nos aportan vitamina A, D, ácido fólico y B12. Tanto el ácido fólico como la vitamina B12 también están presentes en las carnes frescas y algunas verduras.

Una persona sana:

- Si come 2.800 kcal al día y quema 1.600 kcal al día, engordará.
- Si come 1.600 kcal al día y quema 1.600 kcal al día, mantendrá su peso.

- Si come 1.000 kcal al día y quema 1.600 kcal al día, adelgazará.

El mantenimiento del peso no requiere control profesional y con lo que hemos aprendido podemos vivir de forma saludable por muchos años, pero adelgazar o engordar sí precisa de un control médico para facilitar el seguimiento dietético y controlar cualquier desviación patológica.

A modo de epílogo

Aunque he propuesto un libro de dietas que puede servir de consulta, lo más importante, y aquello que lo diferencia de las publicaciones de dietas de moda, es su compromiso científico, todo está comprobado científicamente, y clínico, todas las dietas se utilizan a nivel médico y hospitalario y su razón principal es la eficacia con salud.

Esta propuesta de salud, que debe darse por sentado cuando escribe un médico, no siempre ha sido así, ya sea por una búsqueda de originalidad o por ignorancia, lo que ha causado desinformación y ha convertido en un juego para gran parte de la población las diferentes dietas de combinaciones de enzimas, ayunos y detoxificaciones, pero a costa de la salud de las personas más débiles e influenciables de nuestra sociedad.

¿Hasta qué punto han influido la multitud de dietas de moda en favorecer un aumento de los trastornos del comportamiento alimentario?

Con este libro queremos ayudar también a quien se encuentra perdido en un ciclo de comportamiento alimentario dañino, para que busque ayuda y deje atrás todas las mentiras de los negocios alimentarios. En nuestro caso, no tenemos ningún conflicto de intereses, solo nos preocupa tu salud.

No es, por tanto, una nueva dieta. ¡Es la dieta mediterránea! Eficaz, saludable desde un punto de vista médico, científicamente comprobada ¡y capaz de alargar los telómeros! Por lo que aumenta la longevidad y nos prepara para afrontar la inmortalidad sin enfermedades.

En mayo de 2022, el Colegio Oficial de Médicos de Barcelona nos recordaba, dentro de la actualización de la ética y buena praxis médica, que es deber de todo médico alertar sobre el cambio climático, estudiar sus efectos y prepararse para curar las posibles patologías derivadas.

Históricamente, el ciclo de calentamiento global que se dio en llamar «óptimo climático medieval» y que duró desde el siglo x hasta el siglo xiv, aumentó la temperatura y el clima benévolo mejoró la esperanza y la calidad de vida en todo el mundo conocido. Ese calentamiento global, lentamente, dio paso a un período frío que se extendió desde mediados del siglo xvi hasta mediados del siglo xix («la pequeña Edad de Hielo») y el descenso de temperaturas trajo consigo todo tipo de catástrofes y epidemias, como la peste. [16] Aunque el mayor asesino de la humanidad, la viruela, no entiende de climas, y desde 3.000 años antes del nacimiento de Jesucristo hasta el descubrimiento de la vacuna en 1979, las sucesivas pandemias han acabado con más de 300 millones de personas e incalculables víctimas con la colonización del Nuevo Mundo. Una vez más, la especie humana, empujada por su instinto de supervivencia, logró descubrir la vacuna que ha conseguido erradicar la viruela. El sarampión, que también fue la causa de cerca de 100 millones de defunciones en sucesivas pandemias, también está controlado gracias a su vacuna.

A diferencia de lo acontecido en la Edad Media, este nuevo ciclo de calentamiento global está agravado por el aumento de los gases de efecto invernadero debido al gran crecimiento industrial, la ganadería desmesurada y la deforestación. Esto ha alterado drásticamente las condiciones climáticas y medioambientales, provocando fenómenos atmosféricos desmesurados y las primeras pandemias del siglo XXI, lo que hace necesaria la colaboración global para recuperar nuestro planeta.

Una vez más, la ciencia nos abre una ventana al optimismo, una brizna de esperanza en nuestra especie y que, con la dieta mediterránea y los avances científicos sobre los activadores de la telomerasa, nos anima a seguir este camino de estudios científicos con la certeza de que encontraremos el elixir de la eterna juventud.

Con este libro se sientan las bases de una nutrición sana basada en los parámetros más actuales (longevidad, longitud telomérica y salud inmunológica). Para ello, es vital mantener un peso óptimo y una actividad física adecuada.

Hemos ido viendo cómo se puede adelgazar con una dieta mediterránea hipocalórica con pocos cereales y abundantes frutas y verduras, realizando una actividad deportiva aeróbica (generalmente suave y por debajo de 110-120 pulsaciones por minuto), o bien adelgazar incluyendo en la dieta pan, arroz, pasta italiana o patata cuando el deporte es más intenso y de carácter anaeróbico. Si se padece alguna enfermedad como diabetes, hipertensión o trastorno de lípidos (colesterol, triglicéridos...), todavía es más importante mantener un peso óptimo, realizar una actividad física adecuada y seguir los consejos que hemos visto en los apartados específicos.

Una vez situados en el peso y la actividad física adecuados, solo nos queda disfrutar de la dieta mediterránea, una gastronomía plena de sabores y variedades con platos deliciosos que nos regalan la salud mental que proporciona el arte culinario.

Así de fácil es alargar la longitud de nuestros telómeros, nuestra salud y nuestra vida.

En todo caso, y para concluir, conviene no olvidar que, en palabras de Miguel de Unamuno, «solo el que ensaya lo absurdo es capaz de conquistar lo imposible».

Referencias

Todas las referencias están sin editar, en formato APA

1. Mediterranean diet: Cyprus, Croatia, Spain, Greece, Italy, Morocco and Portugal. Inscribed in 2013 (8.COM) on the Representative List of the Intangible Cultural Heritage of Humanity. París: United Nations Educational, Scientific and Cultural Organization; 2017 mediterranean-diet-00884, accessed 10 November 2017). (http://www.unesco.org/culture/ich/en/RL/)

2. The Mediterranean-style dietary pattern and mortality among men and women with cardiovascular disease. Lopez-Garcia E, Rodriguez-Artalejo F, Li TY, Fung TT, Li S, Willett WC, et al. Am J Clin Nutr 2014;99:172-80. [PMC free article] [PubMed] [Google Scholar]

- Primary prevention of cardiovascular disease with a Mediterranean diet. 2013 Estruch R, Ros E, Salas-Salvado J, Covas MI, Corella D, Aros F, et al. N Engl J Med 2013;368:1279-90. [PubMed]

3. Accruing evidence on benefits of adherence to the Mediterranean diet on health: an updated systematic review and meta-analysis Sofi F, Abbate R, Gensini GF, Casini A. Am J Clin Nutr. 2010;92:1189–96.

4. Nutrients, foods, dietary patterns and telomere length: Update of epidemiological studies and randomized trials. Freitas-Simoes TM. Metabolism 2016;65(4):406-15. Freitas-Simoes TM, Ros E, Sala-Vila A, Clínica de lípidos, Servicio de Endocrinología y Nutrición, Hospital Clínic, Institut d'Investigacions Biomèdiques August Pi i Sunyer (IDIBAPS), Barcelona, España; CIBER Fisiopatología de la Obesidad y Nutrición (CIBEROBN), Instituto de Salud Carlos III (ISCIII).

5. Mediterranean diet and telomere length in Nurses' Health Study: population based cohort study Marta Crous-Bou, postdoctoral research fellow, research fellow, Teresa T Fung, associate professor, adjunct associate professor, Jennifer Prescott, instructor in medicine, Bettina Julin, postdoctoral research fellow, research fellow, Mengmeng Du, postdoctoral research fellow, research fellow, Qi Sun, assistant professor, Kathryn M Rexrode, associate professor, Frank B Hu, professor, and Immaculata De Vivo, associate professor.

6. Impact of Nutrition on Telomere Health: Systematic Review of Observational Cohort Studies and Randomized Clinical Trials Serena Galiè[1,2] Silvia Canudas[1,2] Jananee Muralidharan[1,2] Jesús García-Gavilán[1,2] *Mònica Bulló,*[1,2] y Jordi Salas-Salvadó[1,2]

1. Human Nutrition Unit, Department of Biochemistry and Biotechnology, IISPV, Sant Joan de Reus University Hospital, Rovira I Virgili University, Reus.

2. Physiopathology of Obesity and Nutrition Networking Biomedical Research Center (CIBEROBN), Carlos III Health Institute, Madrid, 2019.

7. Mice with hyper-long telomeres show less metabolic aging and longer lifespans Miguel A. Muñoz-Lorente[1], Alba C. Cano-Martin[1] & Maria A. Blasco.

8. Regulation of glucose and glycogen metabolism during and after exercise. Jensen TE, Richter EA. J Physiol 2012; 590 (5): 1069 76. 83 —Sugar and exercise: its importance in athletes Ana B. Peinado, Miguel A. Rojo-Tirado y Pedro J. Benito. Laboratorio de Fisiología del Esfuerzo. Departamento de Salud y Rendimiento Humano. Facultad de Ciencias de la Actividad Física y del Deporte (INEF). Universidad Politécnica de Madrid.

9. Telómeros y telomerasa (resumen de referencias):

- Telomerase: A target for cancer therapeutics. Shay JW, Wright WE. Cancer Cell 2002;2:257-65.

- Telomere diseases. Calado RT, Young NS. N Engl J Med 2009;361:2353-65.

- Human telomere biology: A contributory and interactive factor in aging, disease risks, and protection. Blackburn E, Epel E, Lin J. Science 2015; 350(6265): 1193-8.

- Telomerasa y telómero: su estructura y dinámica en salud y enfermedad. Mengual Gómez D, Armando R, Farina H, Gómez D. Medicina 2014;74(1):69-76.

- The telomere syndromes. Armanios M, Blackburn EH. Nat Rev Genet 2012;13:693-704.

- Telomere dysfunction: A potential cancer predisposition factor. Wu X, Amos CI, Zhu Y, Zhao H, Grossman BH, Shay JW, et al. J Natl Cancer Inst 2003;95:1211-8.

- Telomere length, cigarette smoking, and bladder cancer risk in men and women. McGrath M, Wong JY, Michaud D. Cancer Epidemiol Biomarkers Prev 2007;16:815-9.

- Pharmaceutical regulation of telomerase and its clinical potential. Sprouse A, Steding CE, Herbert BS. J Cell Mol Med 2012;16:1-7.

- It all comes together at the ends: Telomerase structure, function, and biogenesis. Podlevsky JD, Chen JJ. Mutat Res 2012;730:3-11.

- Telómeros y telomerasa. Boticario, C, Cascales, M. 100cias@uned. 2010; 3: 81-94.

- Telómeros y telomerasa, sus implicaciones en el envejecimiento y el cáncer. Cascales Angosto, M, Alvarez Gómez, J.A. Anales de la Real Academia de Doctores de España. 2010; 14: 49-70 Bär, C, Blasco, M.A. Telomeres and telomerase as therapeutic targets to prevent and treat age-related diseases. F1000Res, 5. doi: 10.12688/f1000research.7020.1. 2016

- Telomere shortening rate predicts species lifespan. Kurt Whittemore, Elsa Vera, Eva Martínez-Nevado, Carola Sanpera, Maria A. Blasco (PNAS, 2019). DOI: https://www.pnas.org/cgi/doi/10.1073/pnas.1902452116

10. Telomerase reverse transcriptase synergizes with calories restriction to increase health span and extend mouse longevity. Vera E, Bernardes de Jesus B, Foronda M, Flores JM, BlascoMAPLoS One 2013;8(1):e53760. http://dx.doi.org/10.1371/journal.pone.0053760

11. Sobre la tabla de composición de los alimentos.

- Jiménez. Cervera. Bacardi 1990 s.nutrition. 18.

- Depto. Investigación y Desarrollo. Aspectos nutricionales de los productos DANONE. Barcelona: DANONE, S.A., 1992.

- Loss of nutrients during preparation/cooking Moller A. Wageningen: Flair Eurofoods Enfant project, 1994.

- Tabla de composición de los alimentos. Farran A, Zamora R, Cervera P. CESNID (2003). McGraw Hill Ediciones UB. Barcelona.

- Casamitjana i Cucurella N; Taula de composició d'aliments per a ús clínic. Fundació Sardá Farriol, 1986.

- Harrison. Principios de Medicina Interna, 20ed J. Larry Jameson, Anthony S. Fauci, Dennis L. Kasper, Stephen L. Hauser, Dan L. Longo, Joseph Loscalzo.

- Farreras Rozman. Medicina Interna 18 Ed. Autores: Rozman Borstnar, Ciril, Cardellach López, Francesc.

12. AECOSAN, artículo referente al contenido en metales pesados (mercurio en este informe) en el pescado, lo que aconseja vigilar la ingesta de mujeres embarazadas http://aesan.msssi.gob.es/AESAN/docs/docs/evaluacion_riesgos/comite_cientifico/MERCURIO_P.PESCA.pdf

- Agència Catalana de Seguretat Alimentària

13. Acrylamide from Maillard reaction products.Stadler RH, Blank I, Varga N, et al. Nature 2002; 419(6906): 449–450. doi: 10.1038/419449a

14. Diagnostic performance of body mass index to identifyobesity as defined by body adiposity: a systematic review and meta-analysis DO Okorodudu[1], MF Jumean[2], VM Montori[3], A Romero-Corral[2], VK Somers[2], PJ Erwin[4] y F López-Jiménez[2].

1. University of Missouri School of Medicine, Columbia, MO, EE.UU.

2. Division of Cardiovascular Diseases, Department of Internal Medicine, Mayo Clinic College of Medicine, Mayo Foundation, Rochester, MN, EE.UU.

3. Division of Endocrinology,Department of Internal Medicine, Mayo Clinic College of Medicine, Mayo Foundation, Rochester, MN, EE.UU.

4. Mayo Clinic Libraries, Mayo Clinic College of Medicine, Mayo Foundation, Rochester, MN, EE.UU.

15. Longitudinal association of telomere length and obesity indices in an intervention study with a Mediterranean diet: the PREDIMED-NAVARRA trial S García-Calzon, A Gea, C Razquin, D Corella, RM Lamuela-Raventos, JA Martınez, MA Martınez-Gonzalez, G Zalba y A Marti, International Journal of Obesity (2014) 38, 177–182 & 2014 Macmillan Publishers Limited. All rights reserved 0307-0565/14.

16. Blood pressure control in Italy: analysis of clinical data from 2005-2011 surveys on hypertension.Tocci G, Rosei EA, Ambrosioni E, Borghi C, Ferri C, Ferrucci A, Mancia G, Morganti A, Pontremoli R, Trimarco B, Zanchetti A, Volpe M. J Hypertens.2012;30:1065–1074.

17. American Psychiatric Association. Feeding and eating disorders. En: American Psychiatric Association. Diagnostic and Statistical Manual of Mental Disorders. 5ª ed. Arlington, VA: American Psychiatric Publishing. 2013;329-345.

18. An update of controlled physical activity trials in cancer survivors: a systematic review and meta-analysis. Speck RM, Courneya KS, Masse LC, Duval S, Schmitz KH. Journal of Cancer Survivorship 2010; 4(2):87-100.

19. AAV9-mediated telomerase activation does not accelerate tumorigenesis in the context of oncogenic K-Ras-induced lung cancer Miguel A. Muñoz-Lorente[1], Paula Martínez[1], Águeda Tejera[1], Kurt Whittemore[1], Ana Carolina Moisés-Silva[1], Fàtima Bosch[2], Maria A. Blasco[1].

1. Telomeres and Telomerase Group, Molecular Oncology Program, Spanish National Cancer Centre (CNIO), Melchor Fernández Almagro, Madrid.

2. Centre of Animal Biotechnology and Gene Therapy, Department of Biochemistry and Molecular Biology, School of Veterinary Medicine.

20. Impact of Nutrition on Telomere Health: Systematic Review of Observational Cohort Studies and Randomized Clinical Trials Serena Galiè,[1,2] Silvia Canudas,[1,2] Jananee Muralidharan,[1,2] Jesús García-Gavilán,[1,2] Mònica Bulló,[1,2] and Jordi Salas-Salvadó[1,2]

1. Human Nutrition Unit, Department of Biochemistry and Biotechnology, IISPV, Sant Joan de Reus University Hospital, Rovira i Virgili University, Reus, Spain; and

2. Physiopathology of Obesity and Nutrition Networking Biomedical Research Center (CIBEROBN), Carlos III Health Institute, Madrid, Spain.

Bibliografía complementaria

1. Telómeros más cortos reducen la esperanza de vida y aumentan el riesgo de padecer enfermedades.

Shammas M. Telomeres, lifestyle, cancer, and aging. Curr Opin Clin Nutr Metab Care 2011;14(1):28 26. Calado RT, Young NS. Telomere diseases. N Engl J Med 2009;361:2353-65. 28. Benetos A, Okuda K, Lajemi M, Kimura M, Thomas F, Skurnick J, y otros. Telomere length as an indicator of biological aging: The gender effect and relation with pulse pressure and pulse wave velocity. Hypertension 2001;37:381-5.

2. La longitud de los telómeros predice la mortalidad y las enfermedades relacionadas con el envejecimiento.

Blackburn E, Epel E, Lin J. Human telomere biology: A contributory and interactive factor in aging, disease risks, and protection. Science 2015;350(6265):1193-8.

3. La telomerasa es la enzima que repara los telómeros. Activa durante el desarrollo embrionario, con el nacimiento su expresión se silencia y se inicia el envejecimiento. En las células cancerígenas la telomerasa se mantiene activa. Por eso se dividen sin parar y sus telómeros no se acortan, de modo que las células cancerígenas son virtualmente inmortales.

Miguel A. Muñoz-Lorente, Paula Martínez, Águeda Tejera, Kurt Whittemore, Ana Carolina Moisés-Silva, Fàtima Bosch, Maria A. Blasco. AAV9-mediated telomerase activation does not accelerate tumorigenesis in the context of oncogenic K-Ras-induced lung cancer. PLoS Genetics 2018. DOI: 10.1371/journal.pgen.1007562.

4. La terapia con telomerasa se ha demostrado segura en la experimentación animal. El trabajo se publica en la revista *PLoS Genetics* con la participación de Miguel Ángel Muñoz y Paula Martínez, del Grupo de Telómeros y Telomerasa *liderado por María A. Blasco en el CNIO. En el trabajo también ha colaborado el Centro de Terapia Génica (CBATEG) de la Universitat Autònoma de Barcelona, liderado por Fàtima Bosch.* «Son buenas noticias. Sugieren que la terapia génica con telomerasa es segura, incluso en un contexto de mayor riesgo de cáncer», comenta María Blasco.

5. La obesidad, con el mantenimiento de una inflamación crónica, favorece el acortamiento telomérico. Los telómeros más cortos han sido asociados con un aumento en el índice de masa corporal y la adiposidad.

Tzanetakou IP. Is obesity linked to aging?: Adipose tissue and the role of telomeres. Ageing Res Rev 2012;11(2):220-9. 74. García-Calzón S, Gea A, Razquin C, Corella D, Lamuela-Raventós RM, Martínez JA, et al. Longitudinal association of telomere length and obesity indices in an intervention study with a Mediterranean diet: The PREDIMED-NAVARRA trial. Int J Obesity 2014;38:177-82.

6. La dieta mediterránea está asociada con una disminución en la liberación de radicales libres y una reducción en el estrés oxidativo, debido a los efectos protectores tanto de la grasa monoinsaturada como de sus antioxidantes. Además, la dieta mediterránea puede proteger contra la senescencia de las células endoteliales, y contra el acortamiento de los telómeros y la apoptosis celular. Todos estos mecanismos pueden estar implicados en un aumento de la esperanza de vida y una menor incidencia de las enfermedades asociadas con el envejecimiento.

Nutr.Hosp. vol.34 no.5 Madrid sep./oct. 2017 http://dx.doi.org/10.20960/nh.1181 REVISIÓN. Telómeros y calidad de la dieta Telomeres and diet quality. Amelia Marti, Raquel Echeverría, Lydia Morell-Azanza y Ana Ojeda-Rodríguez. Departamento de Ciencias de la Alimentación y Fisiología. Facultad de Farmacia y Nutrición. Universidad de Navarra, Pamplona. Navarra A. Marti y R. Echeverría han contribuido igualmente en la elaboración de este artículo.

7. En un estudio longitudinal con dieta mediterránea (PREDIMED) se mostró por primera vez que una disminución en el riesgo de obesidad está asociado a una longitud telomérica más larga tras una intervención con dieta mediterránea durante cinco años.

García-Calzón S, Gea A, Razquin C, Corella D, Lamuela-Raventós RM, Martínez JA, y otros. Longitudinal association of telomere length and obesity indices in an intervention study with a Mediterranean diet: The PREDIMED-NAVARRA trial. Int J Obesity 2014;38:177-82.